minedition
verlegt in der Michael Neugebauer Edition GmbH, Kiel

Textlektorat: Renate Raecke

Gesetzt wurde in der Laudatio von Friedrich Poppl
Lithografie: Ermanno Beverari, Italien
Koproduktion mit Michael Neugebauer Publishing Ltd. Hongkong

ISBN 978-3-86566-057-2

Bibliografische Information der Deutschen Bibliothek
Die Deutsche Bibliothek verzeichnet diese Publikation in der
Deutschen Nationalbibliografie; detaillierte bibliografische Daten
sind im Internet über http://dnb.ddb.de abrufbar.

Mehr Information über unsere Bücher finden Sie unter:
www.minedition.com

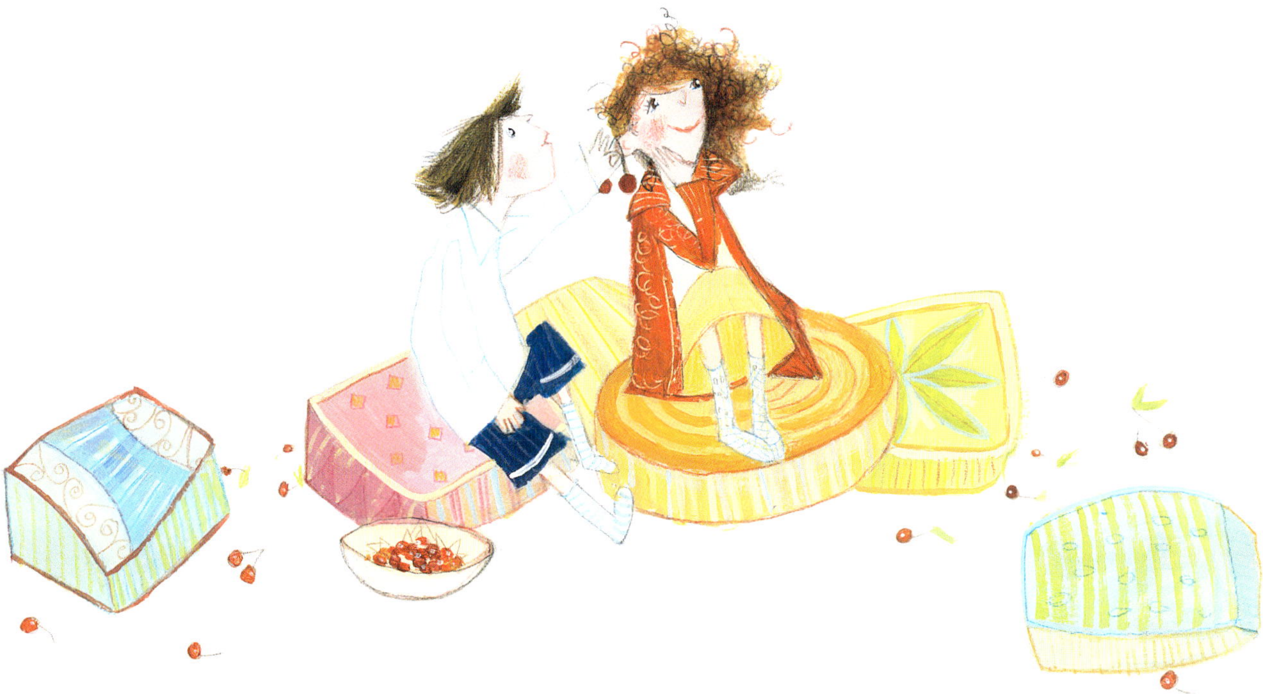

Daniela Bunge

Kirschenzeit mit Rubinella

minedition

Immer, wenn ich in unser riesiges Treppenhaus kam,
blieb ich lauschend stehen. Ich hatte Angst,
eine der vielen Türen, an denen ich vorbei musste,
würde sich öffnen.
Was sollte ich dann sagen?
Ich war ein schüchterner Junge; am liebsten hätte
ich mich unsichtbar gemacht.

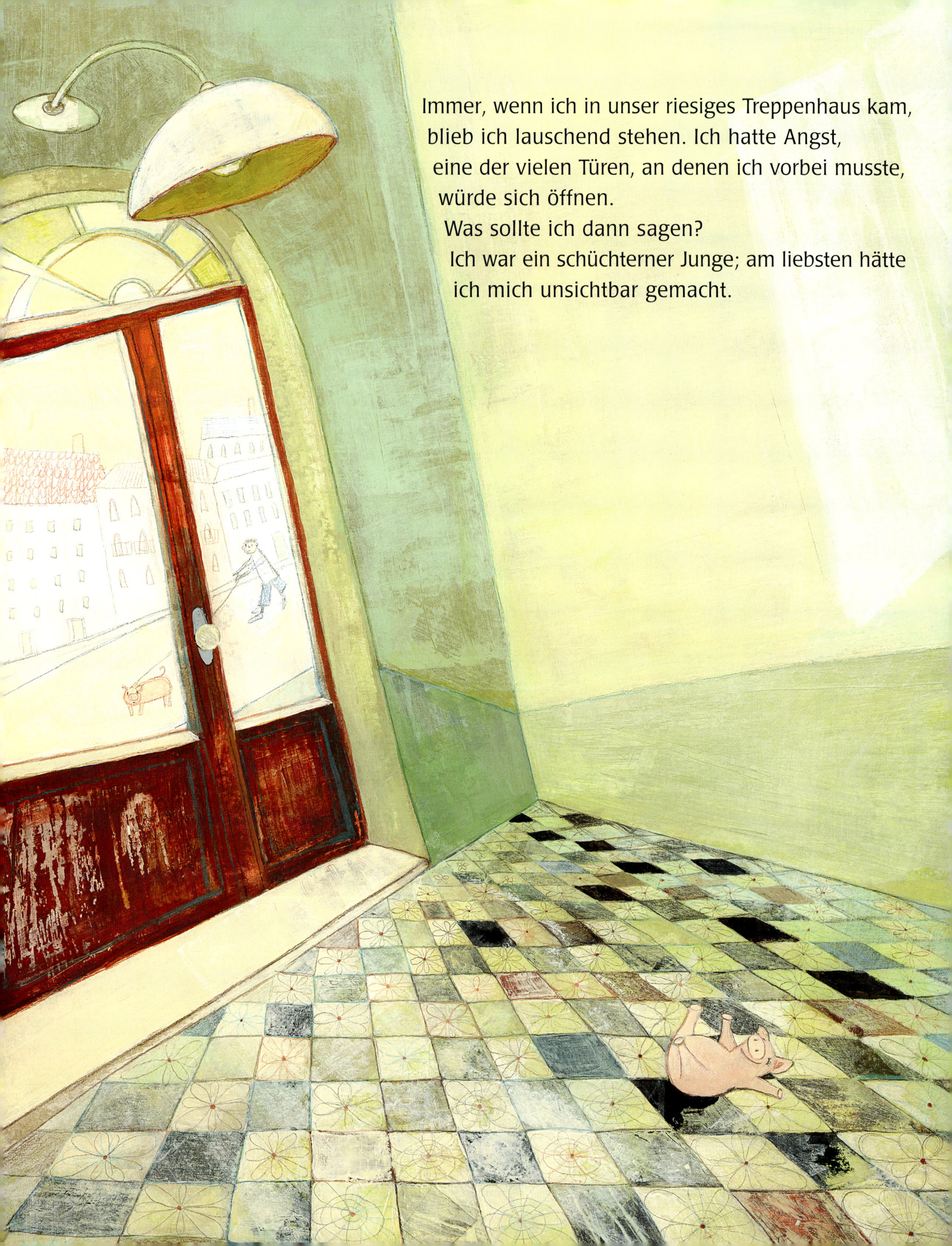

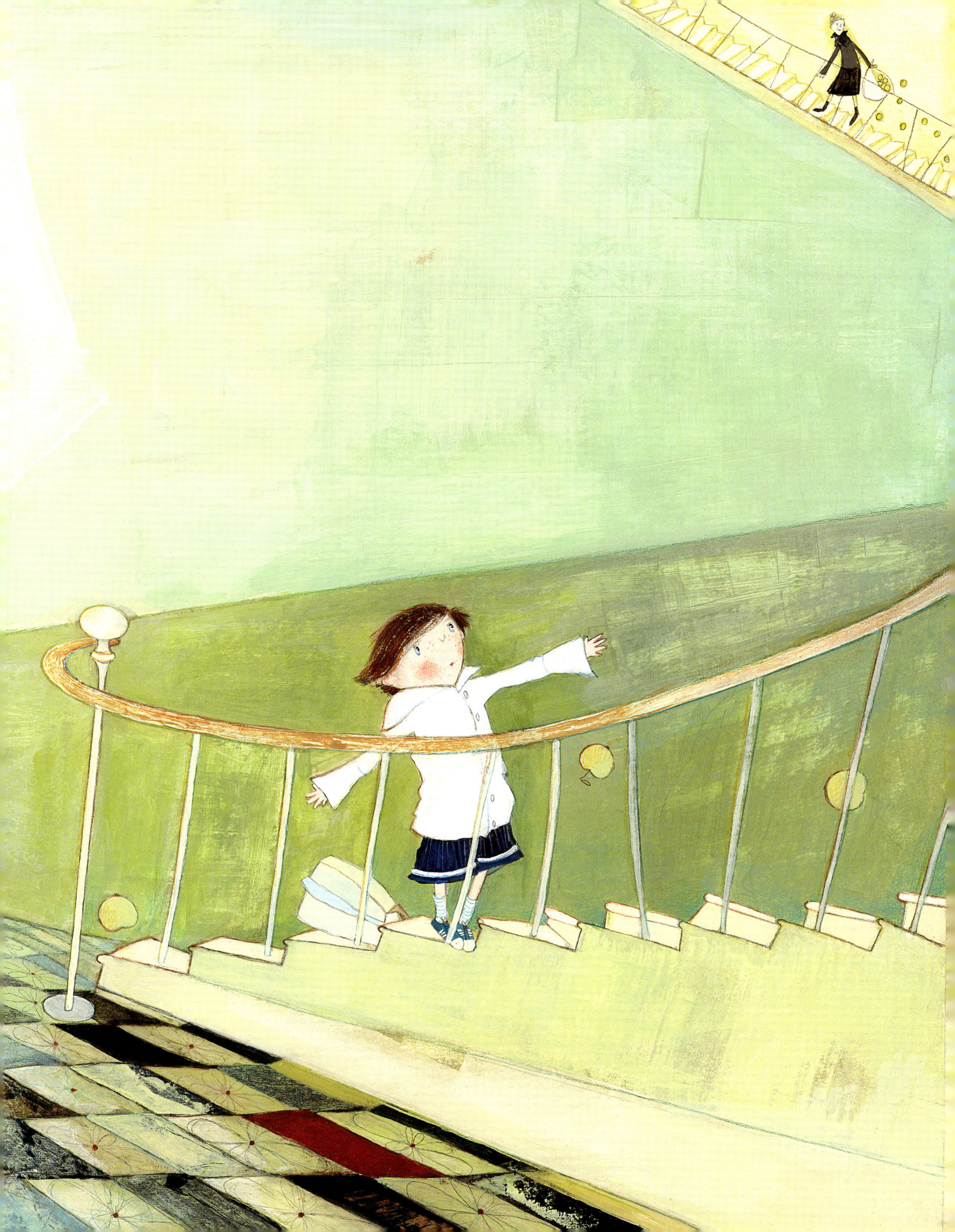

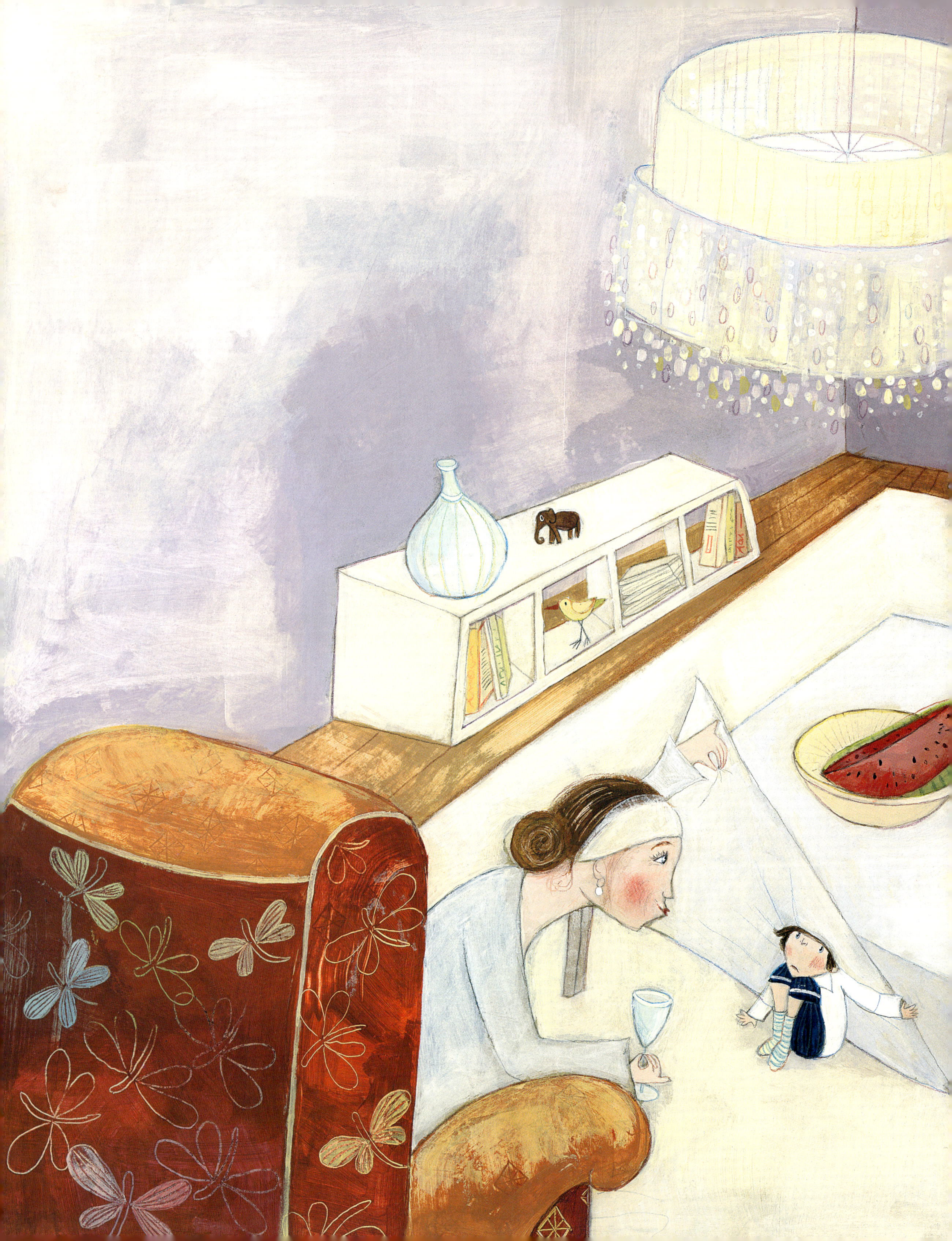

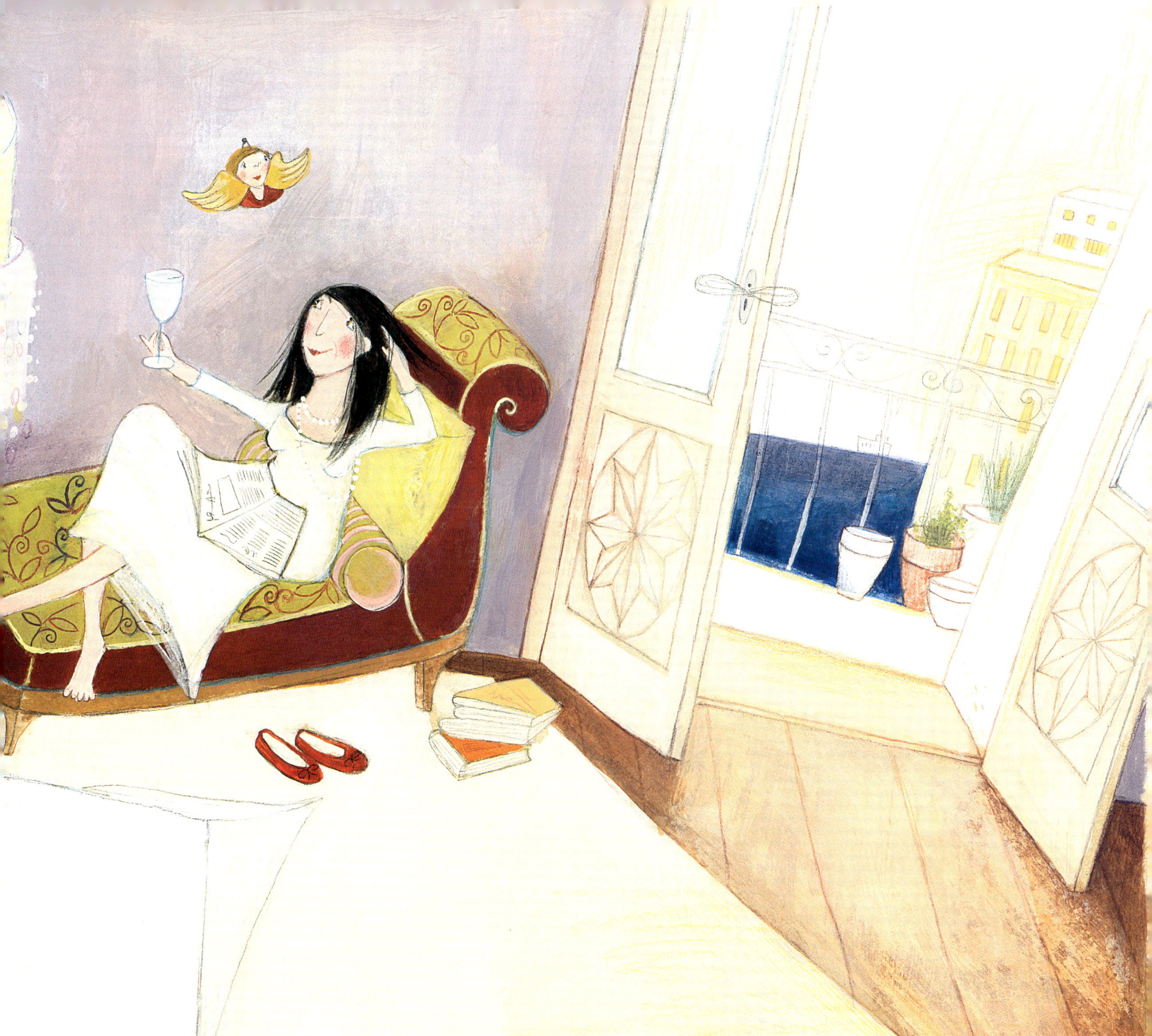

Jeden Samstag besuchte uns Mamas beste Freundin.
Kaum zu glauben, wie albern die beiden waren!
Ich verstand nicht, worüber sie lachten. Wieder hätte ich mich am liebsten unsichtbar gemacht. Ich ärgerte mich, wenn Mamas Freundin durch meine Haare wuschelte und kicherte: „So ein lieber Junge. Aber so schüchtern!"

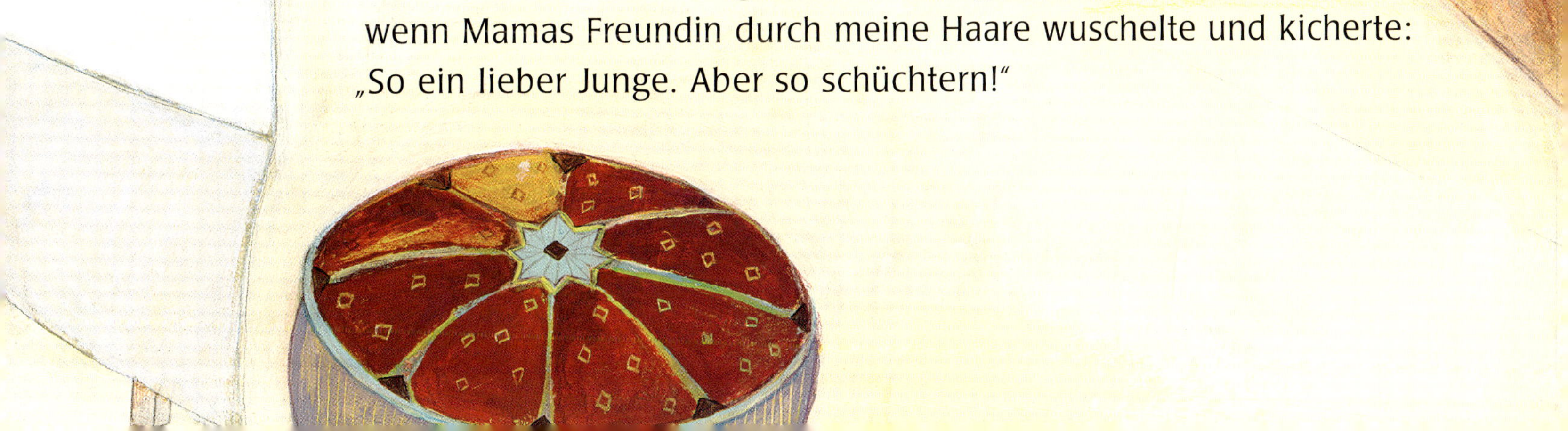

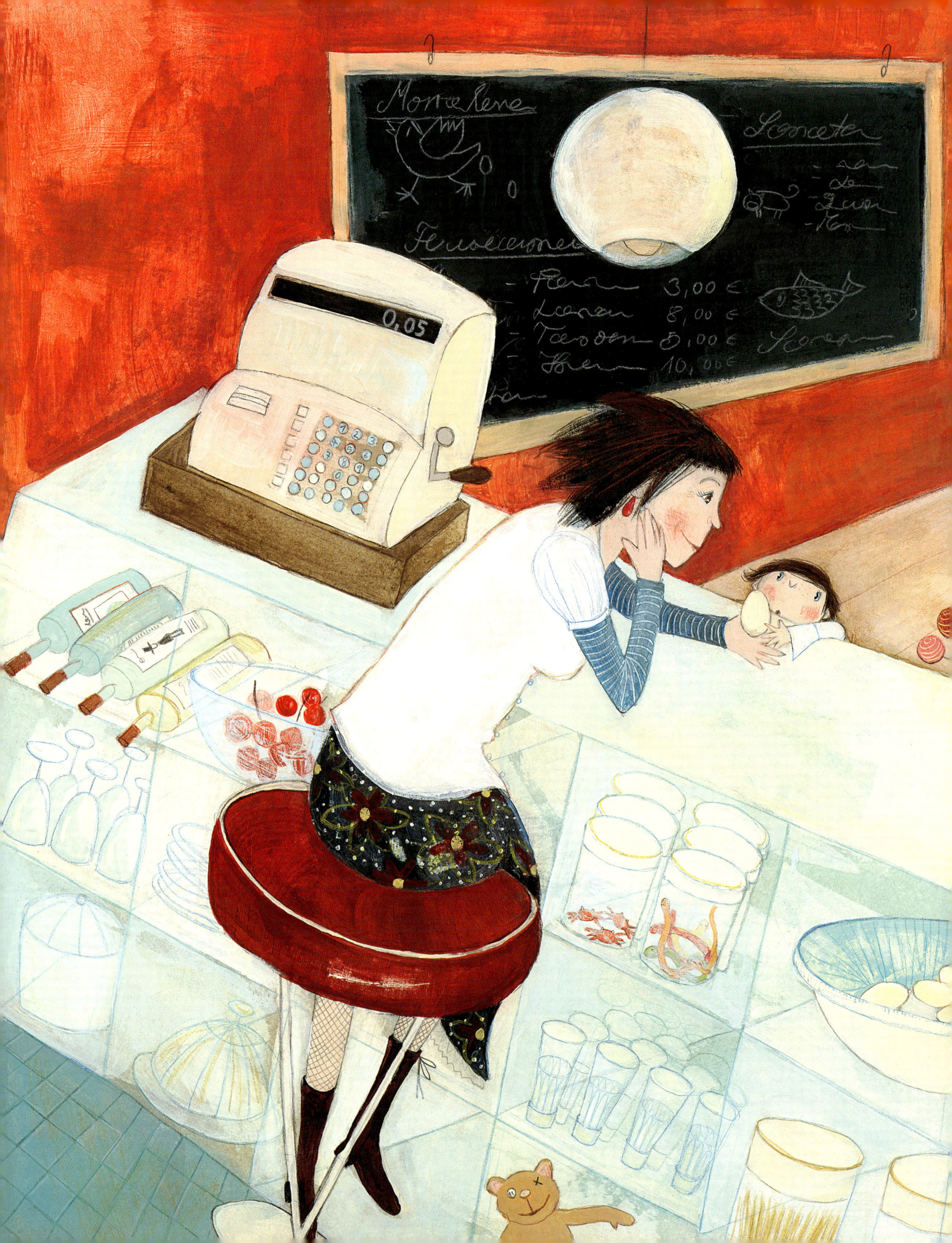
0,05

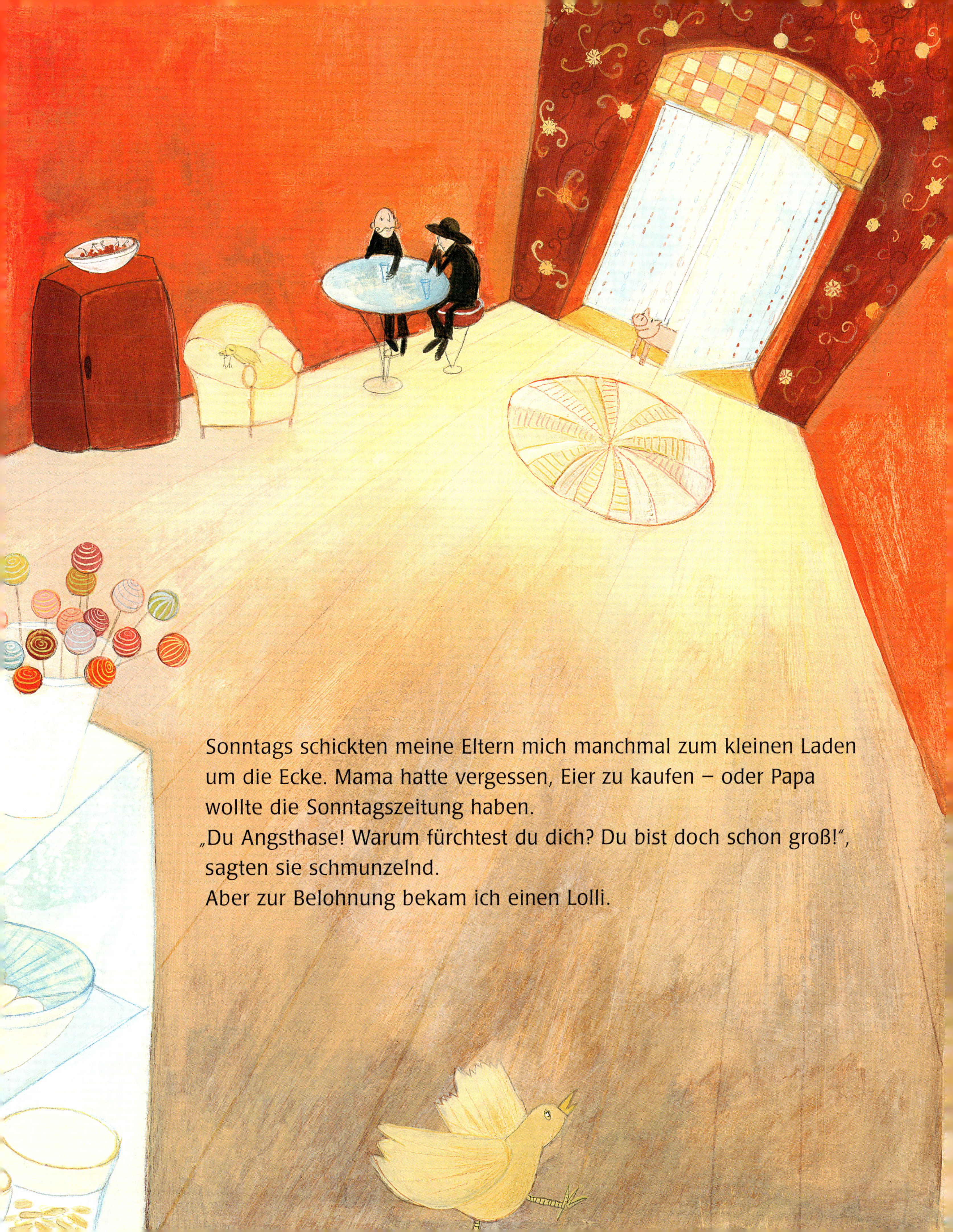

Sonntags schickten meine Eltern mich manchmal zum kleinen Laden um die Ecke. Mama hatte vergessen, Eier zu kaufen – oder Papa wollte die Sonntagszeitung haben.
„Du Angsthase! Warum fürchtest du dich? Du bist doch schon groß!", sagten sie schmunzelnd.
Aber zur Belohnung bekam ich einen Lolli.

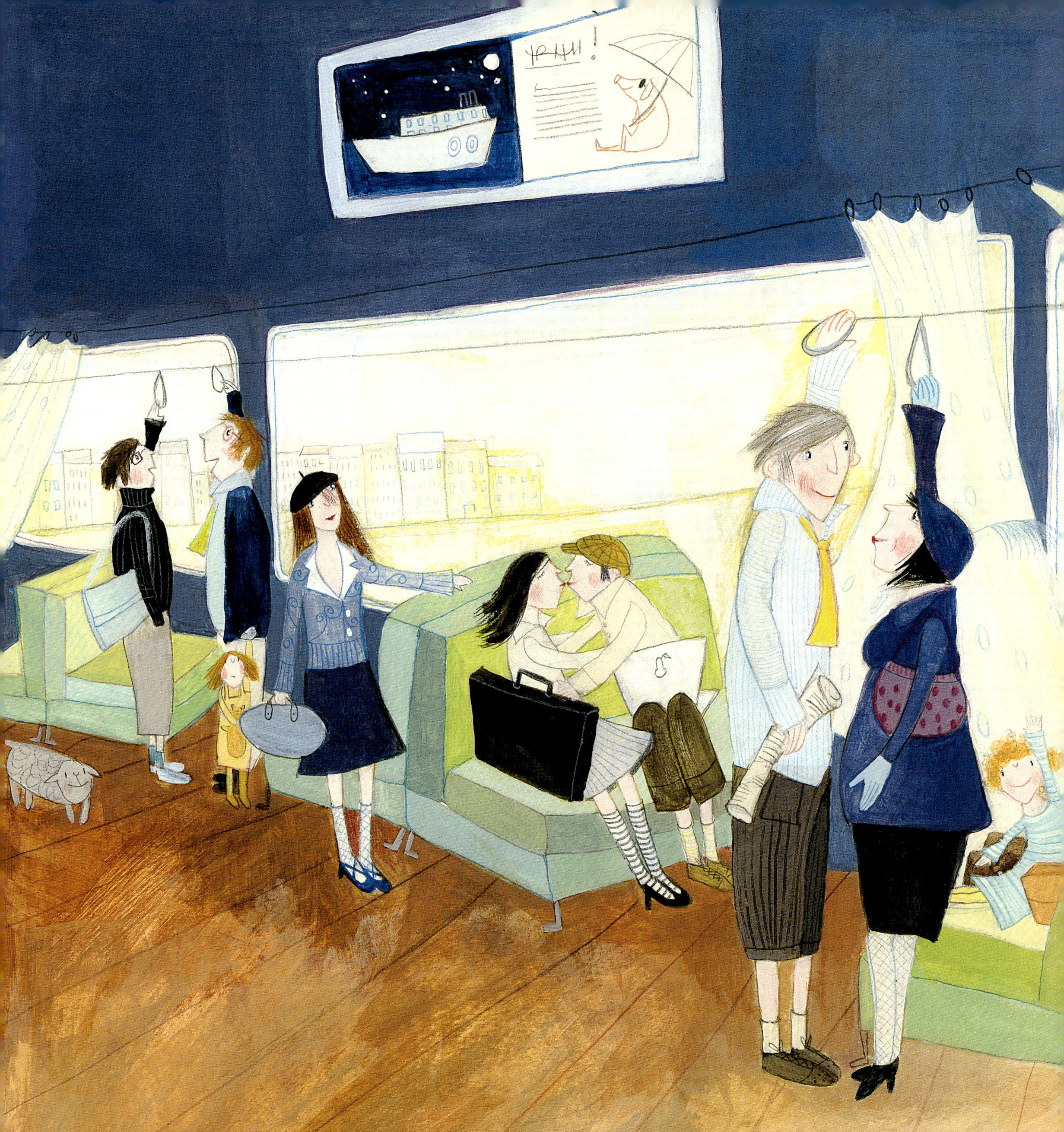

Zur Schule musste ich zwei Stationen mit der Straßenbahn fahren. Ich saß am liebsten allein und schaute aus dem Fenster.
Niemand sollte sich neben mich setzen.

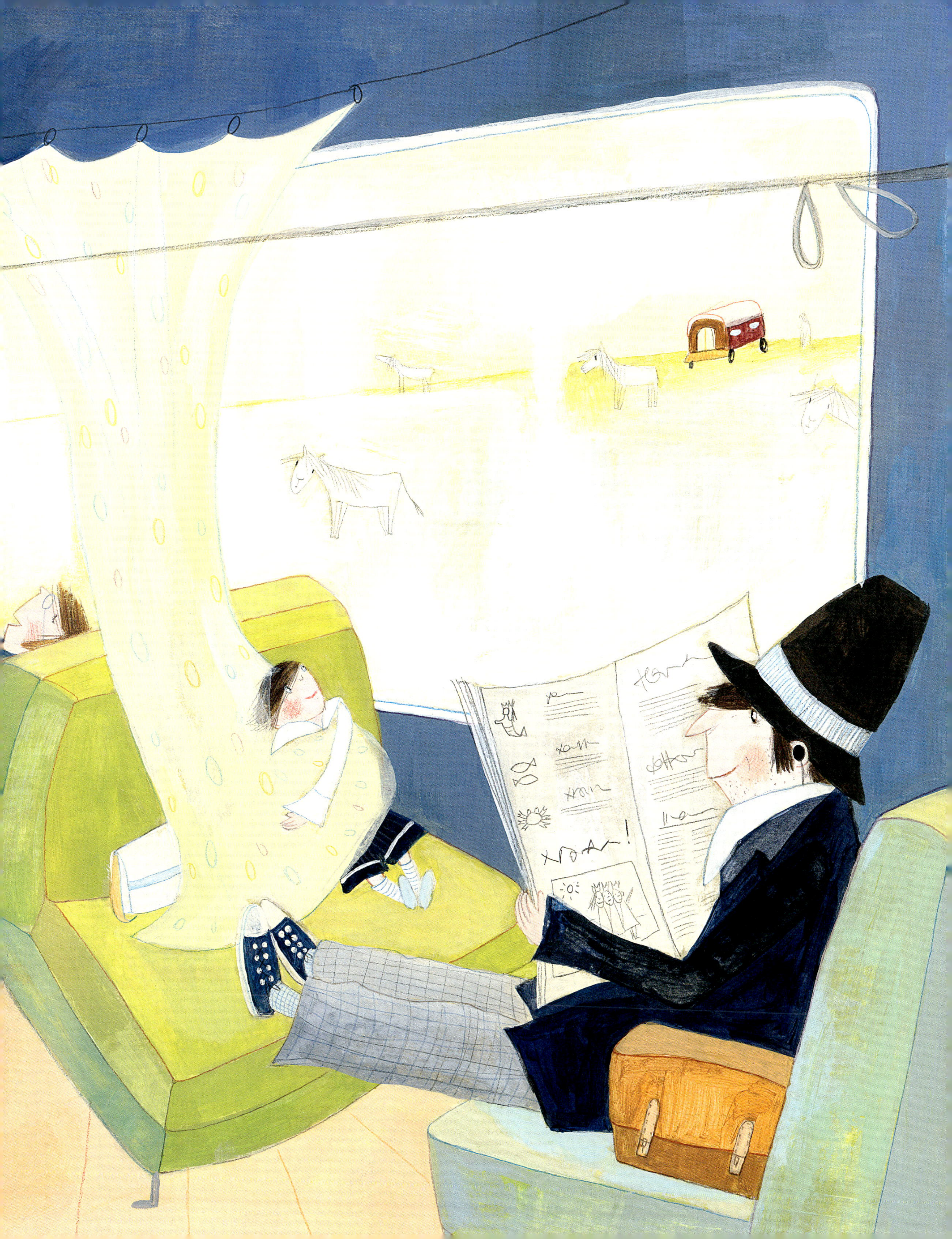

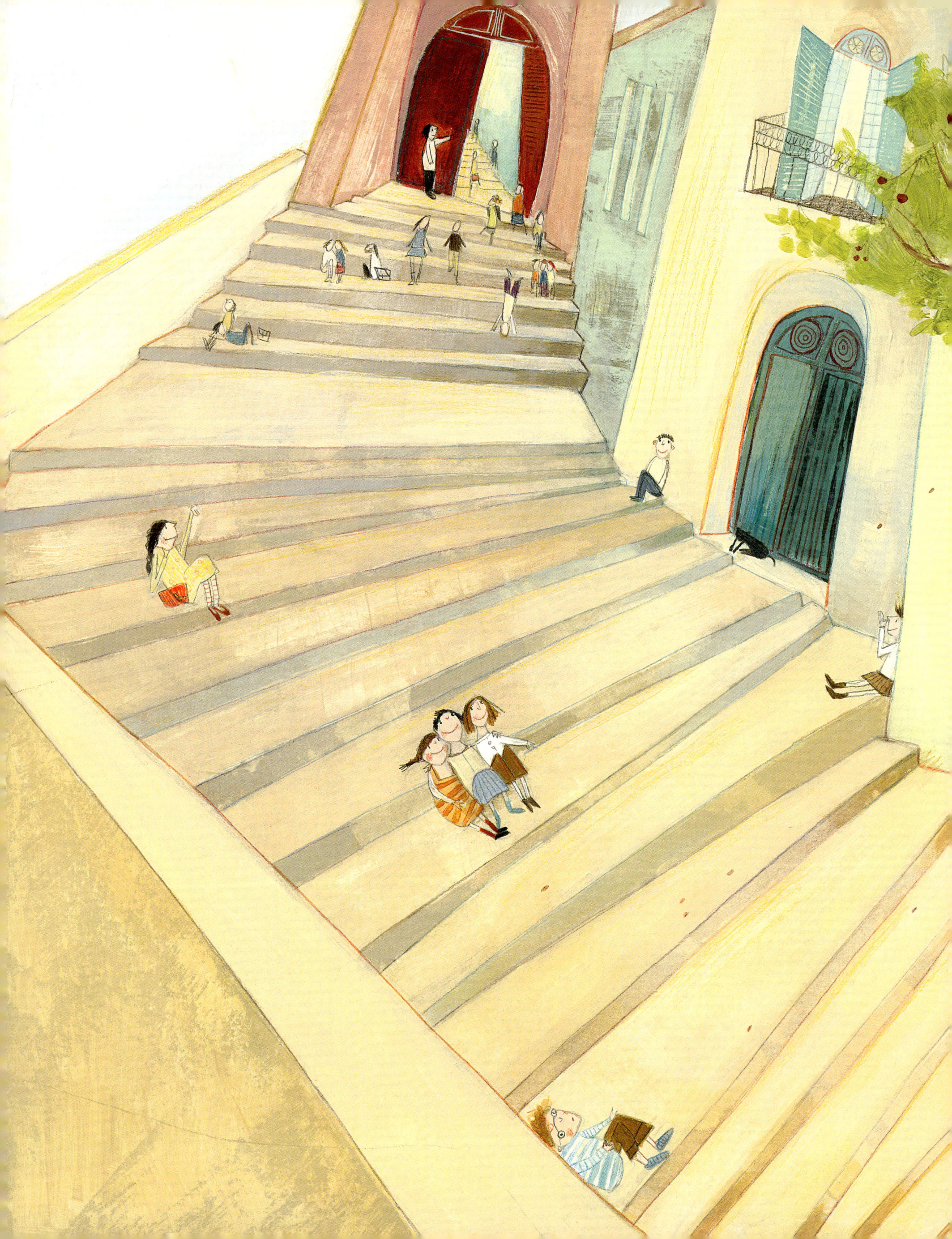

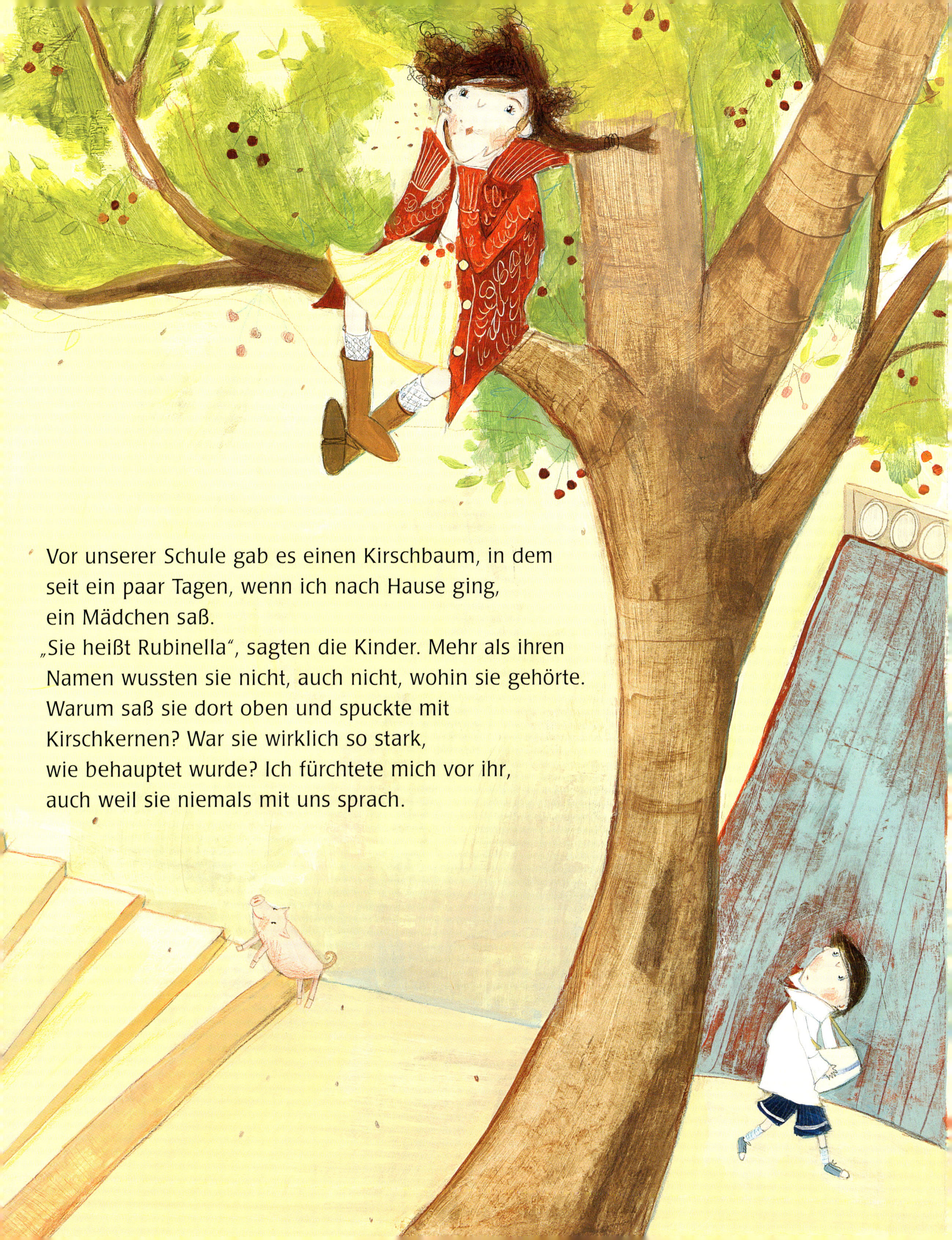

Vor unserer Schule gab es einen Kirschbaum, in dem seit ein paar Tagen, wenn ich nach Hause ging, ein Mädchen saß.
„Sie heißt Rubinella", sagten die Kinder. Mehr als ihren Namen wussten sie nicht, auch nicht, wohin sie gehörte. Warum saß sie dort oben und spuckte mit Kirschkernen? War sie wirklich so stark, wie behauptet wurde? Ich fürchtete mich vor ihr, auch weil sie niemals mit uns sprach.

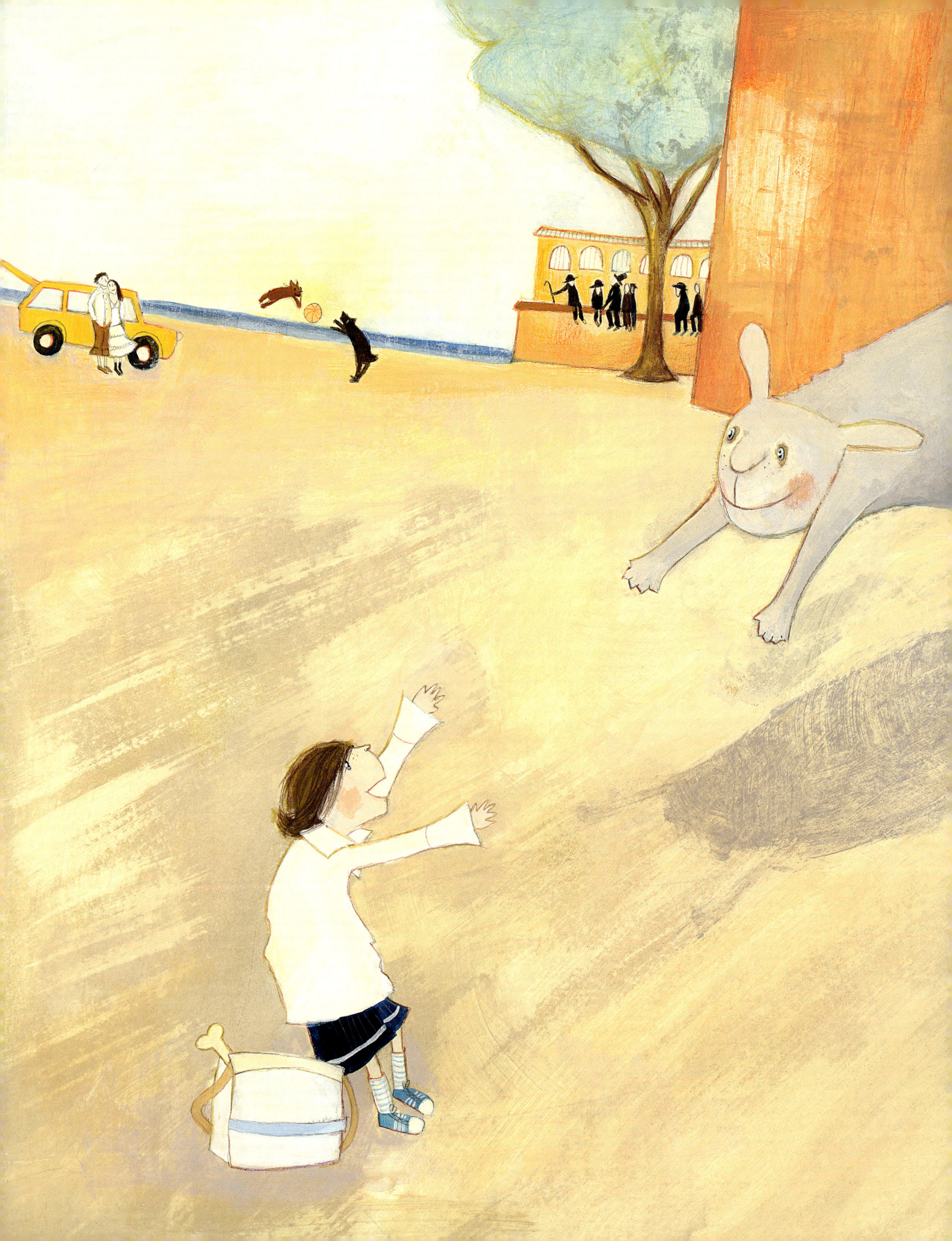

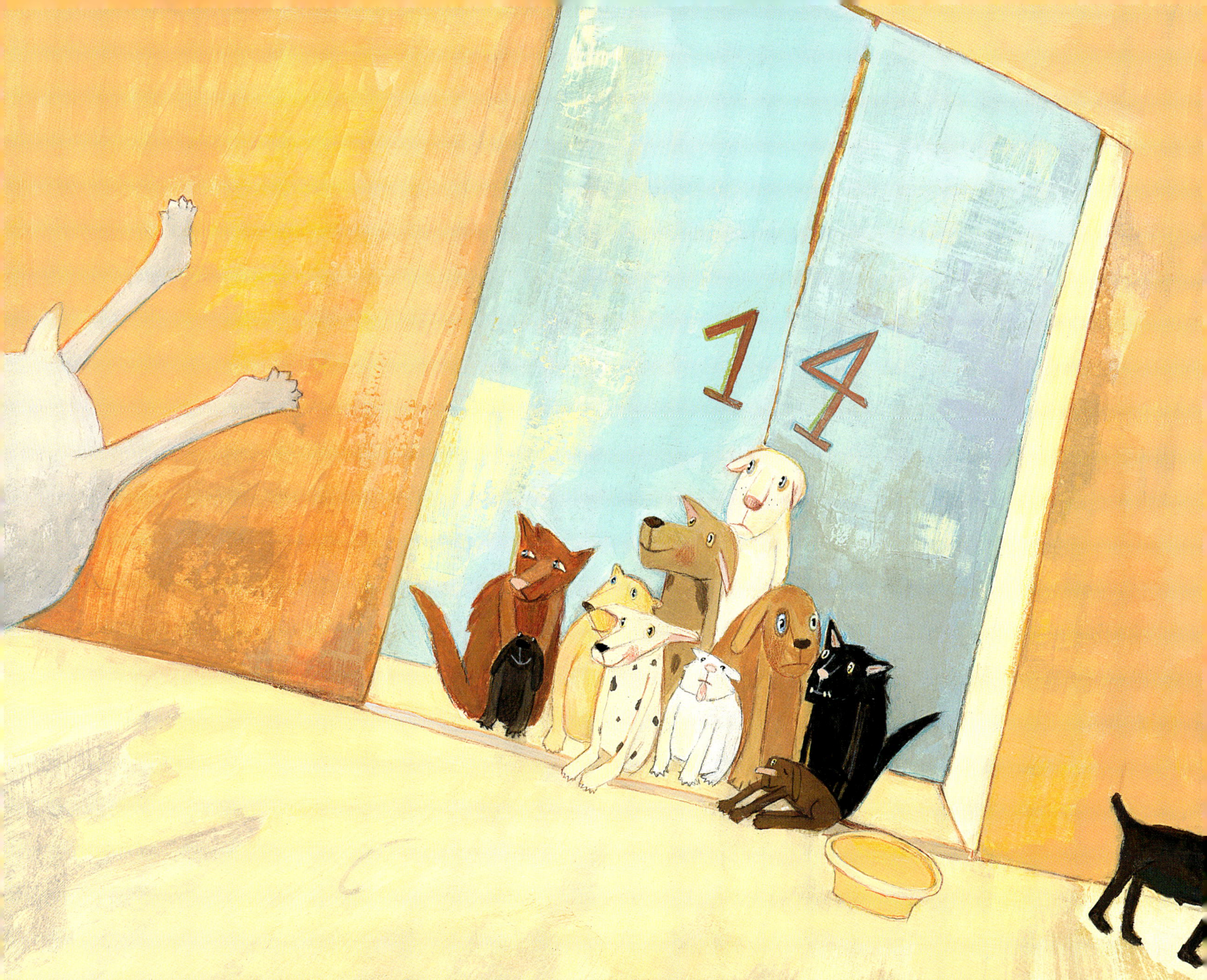

Ich hatte mir schon lange einen Hund gewünscht! Nun war mein Geburtstag und ich durfte mir im Tierheim einen aussuchen. Ich wusste sofort, welchen Hund ich wollte: Kuno!

Er war nicht besonders schön,
er war nicht zu dick und nicht zu dünn,
aber er war so groß, wie in meinen Träumen,
und er hatte keine Angst, vor nichts und gar nichts.
So sollte er sein, mein Freund Kuno!

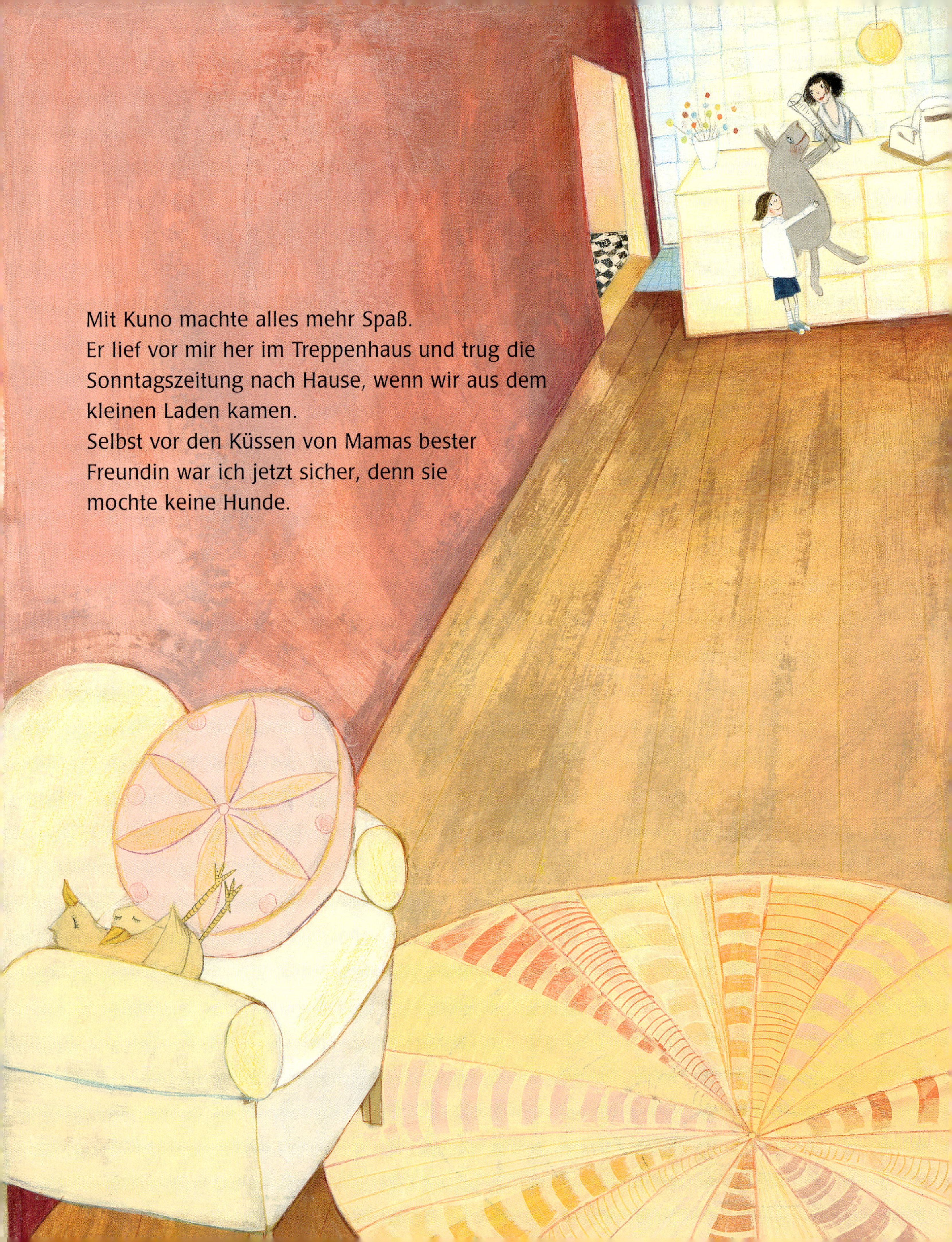

Mit Kuno machte alles mehr Spaß.
Er lief vor mir her im Treppenhaus und trug die Sonntagszeitung nach Hause, wenn wir aus dem kleinen Laden kamen.
Selbst vor den Küssen von Mamas bester Freundin war ich jetzt sicher, denn sie mochte keine Hunde.

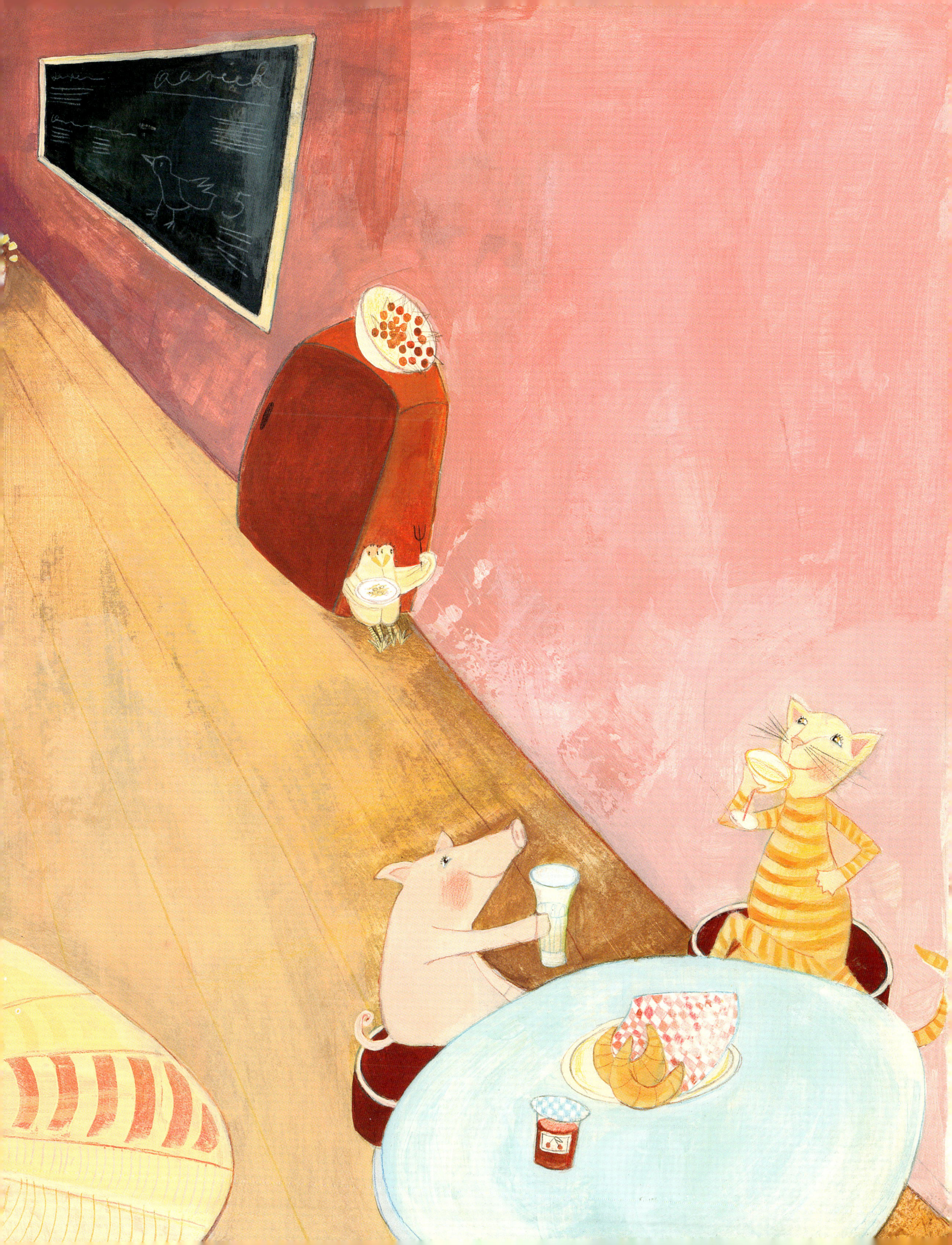

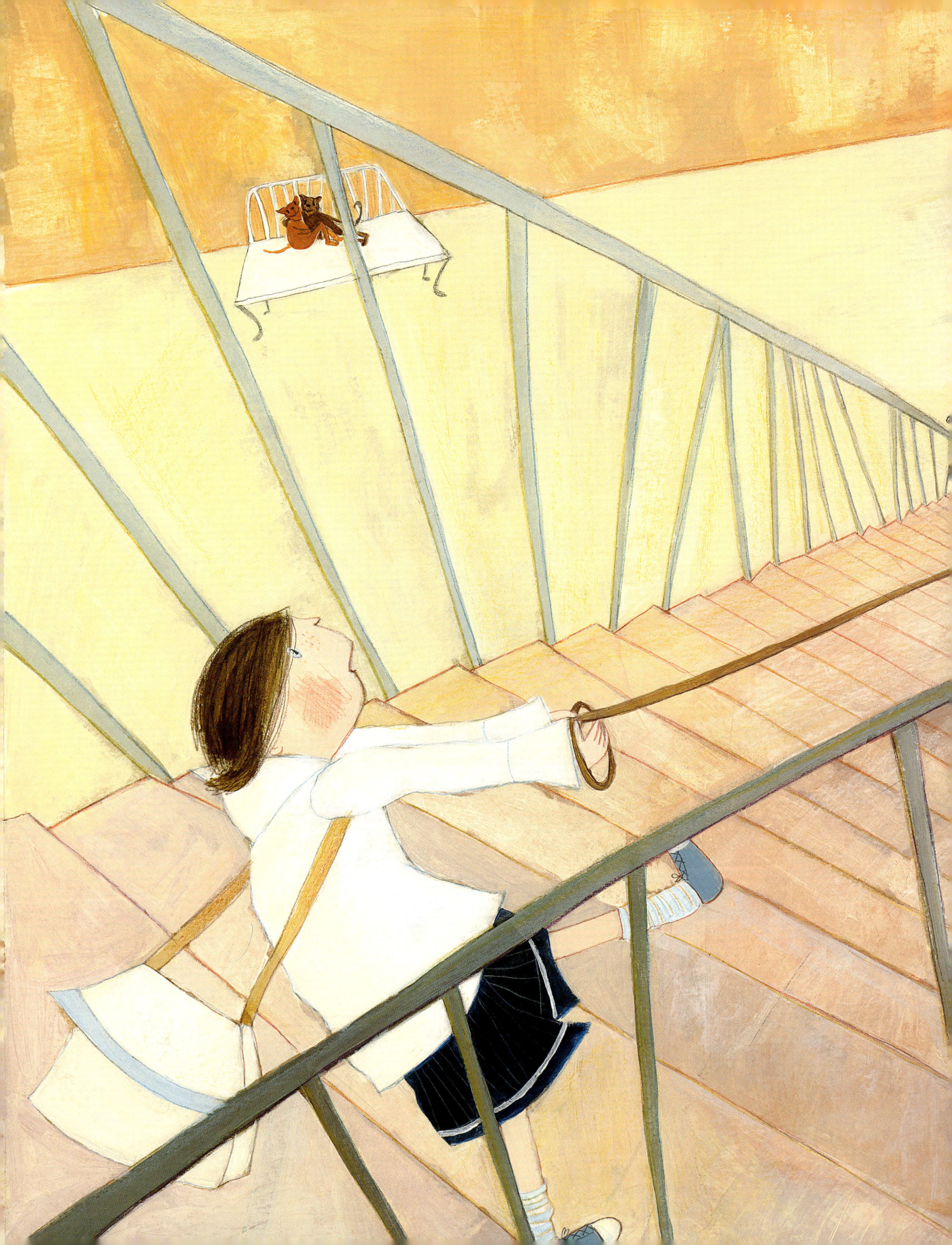

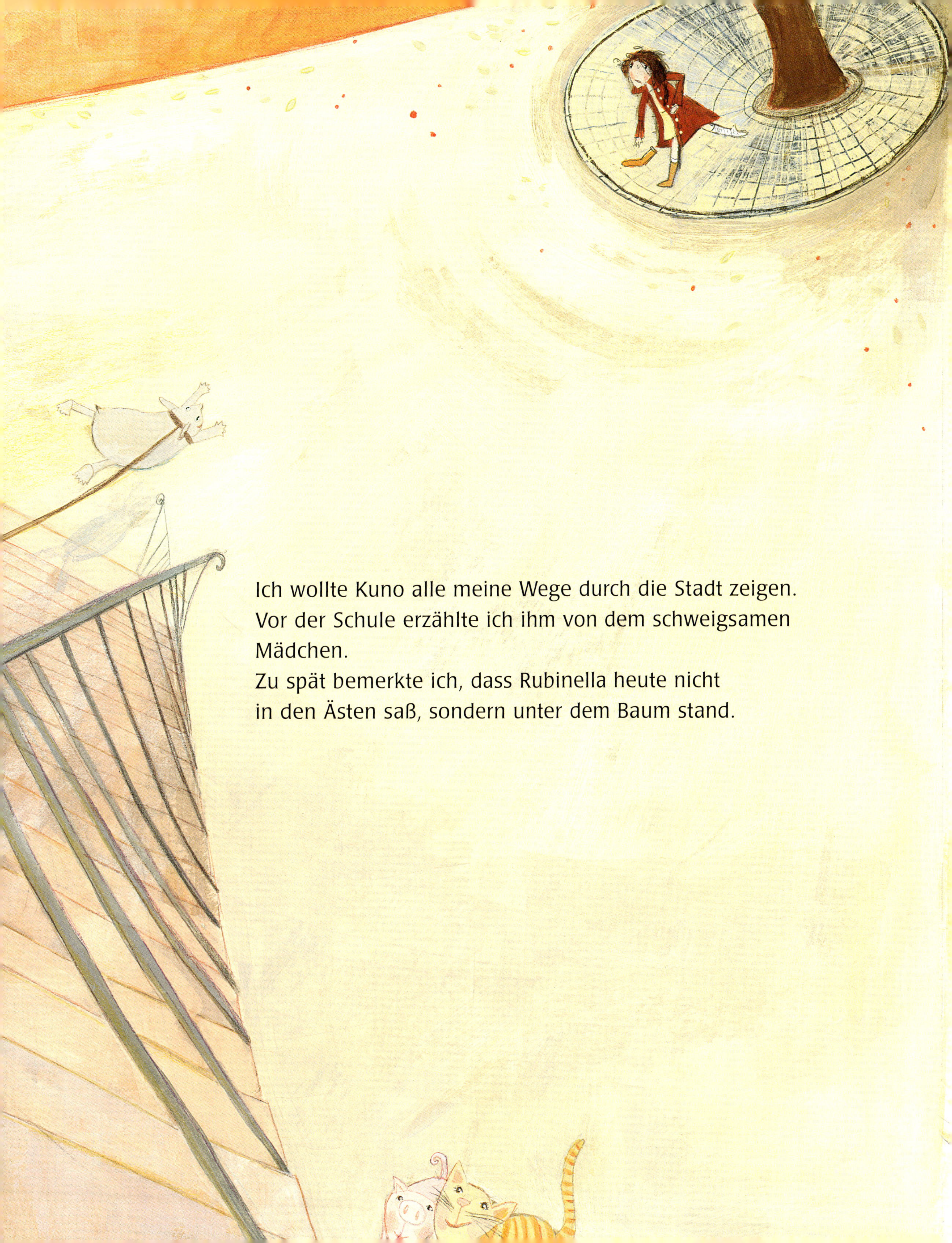

Ich wollte Kuno alle meine Wege durch die Stadt zeigen.
Vor der Schule erzählte ich ihm von dem schweigsamen Mädchen.
Zu spät bemerkte ich, dass Rubinella heute nicht in den Ästen saß, sondern unter dem Baum stand.

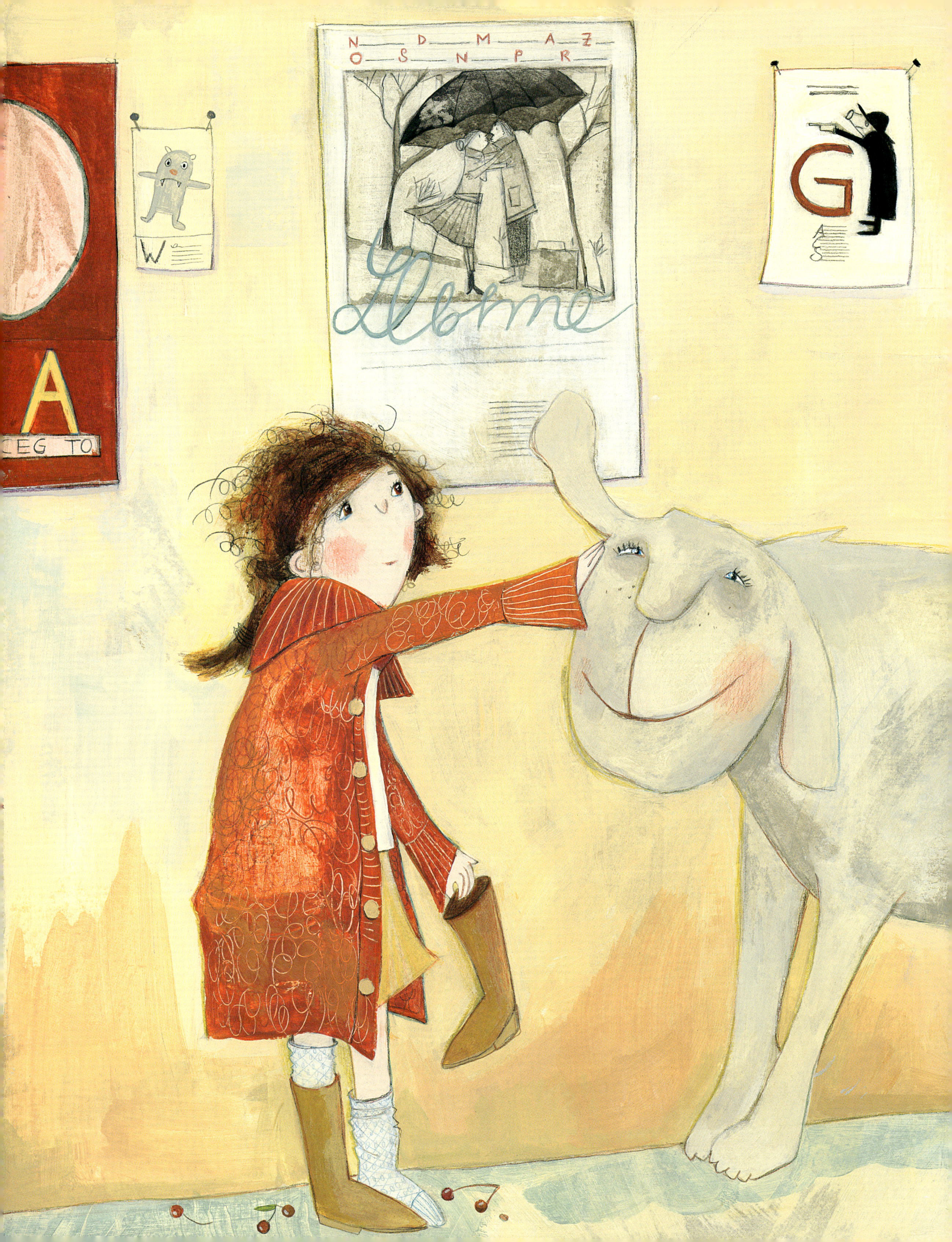

N D M A Z
O S N P R
W
A
CEG TO
G
AS

Sie funkelte uns wütend an, aber als Kuno freudig auf sie zusprang, hielt sie ihm ihre Hand hin zum Schnuppern. Ich schaute in ihre Augen: Sie waren so sanft und dunkel, sie glänzten wie blanke, reife Kirschen. Rubinella – wie gut der Name zu ihren Augen passte!

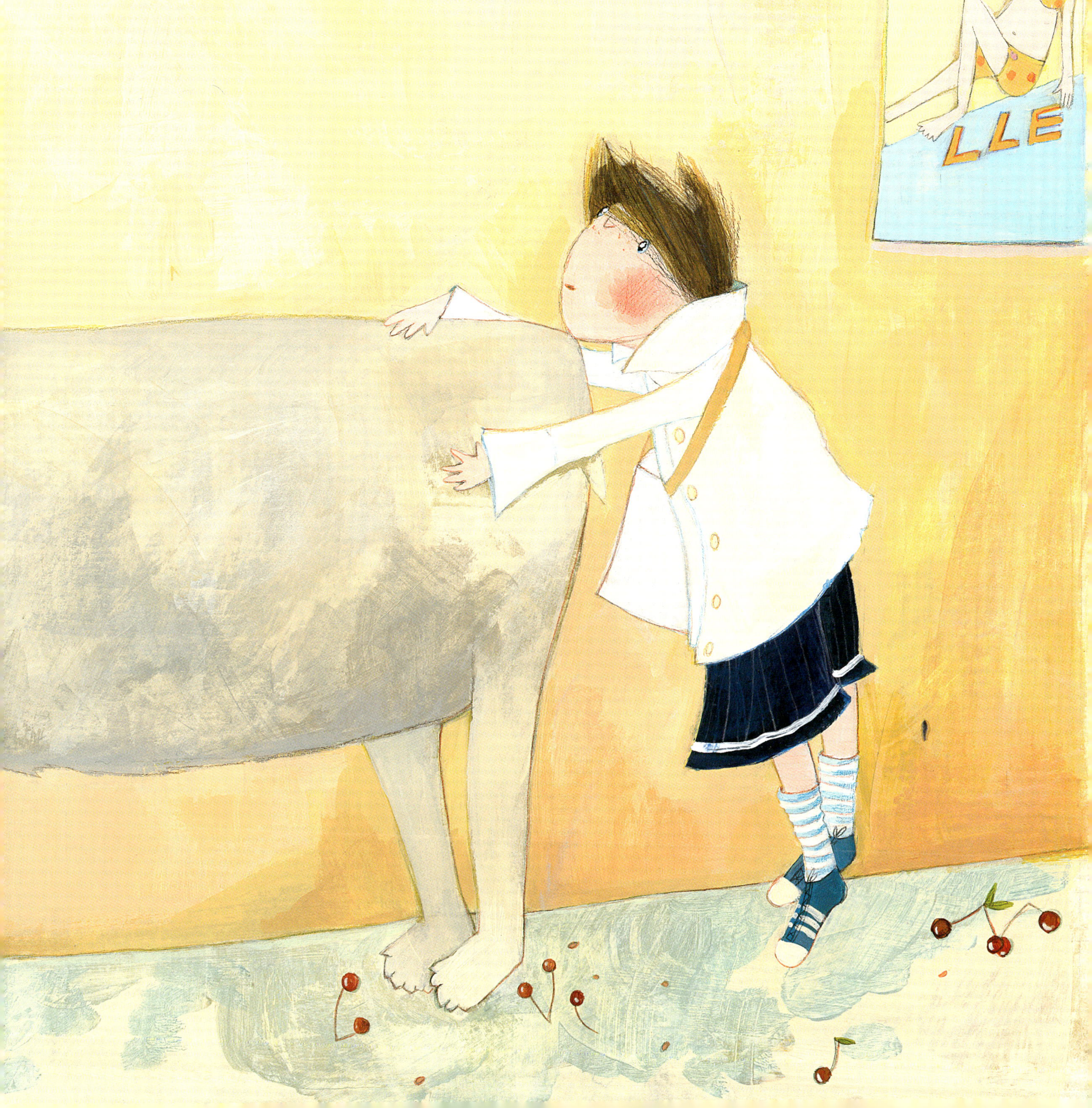

Am nächsten Tag tobten unter dem Kirschbaum die frechsten Mädchen der Schule: „Komm endlich runter von deinem Baum!“. Ich schaute rauf zu Rubinella, die sich tapfer verteidigte - und nahm meinen ganzen Mut zusammen. Zu zweit waren wir unschlagbar!

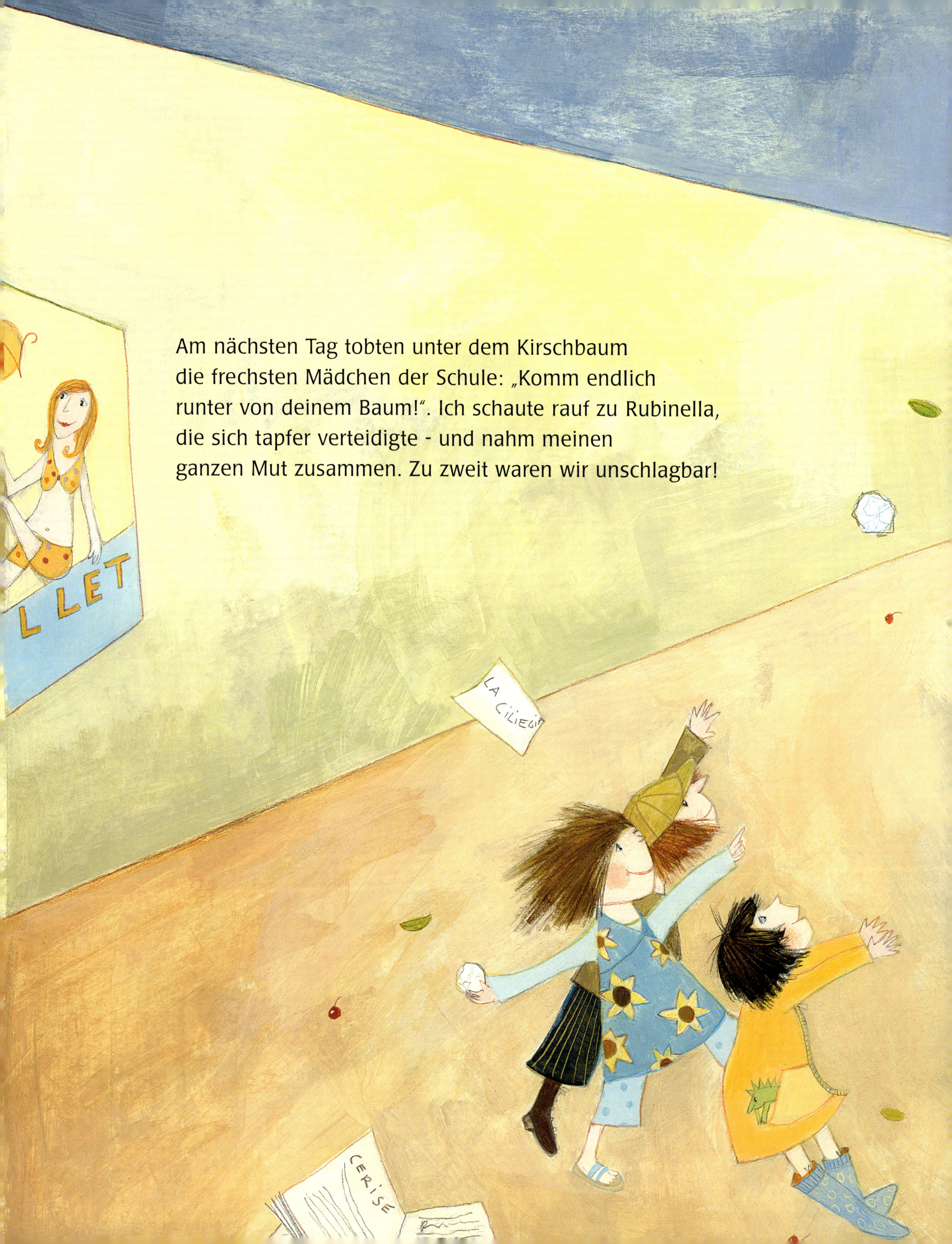

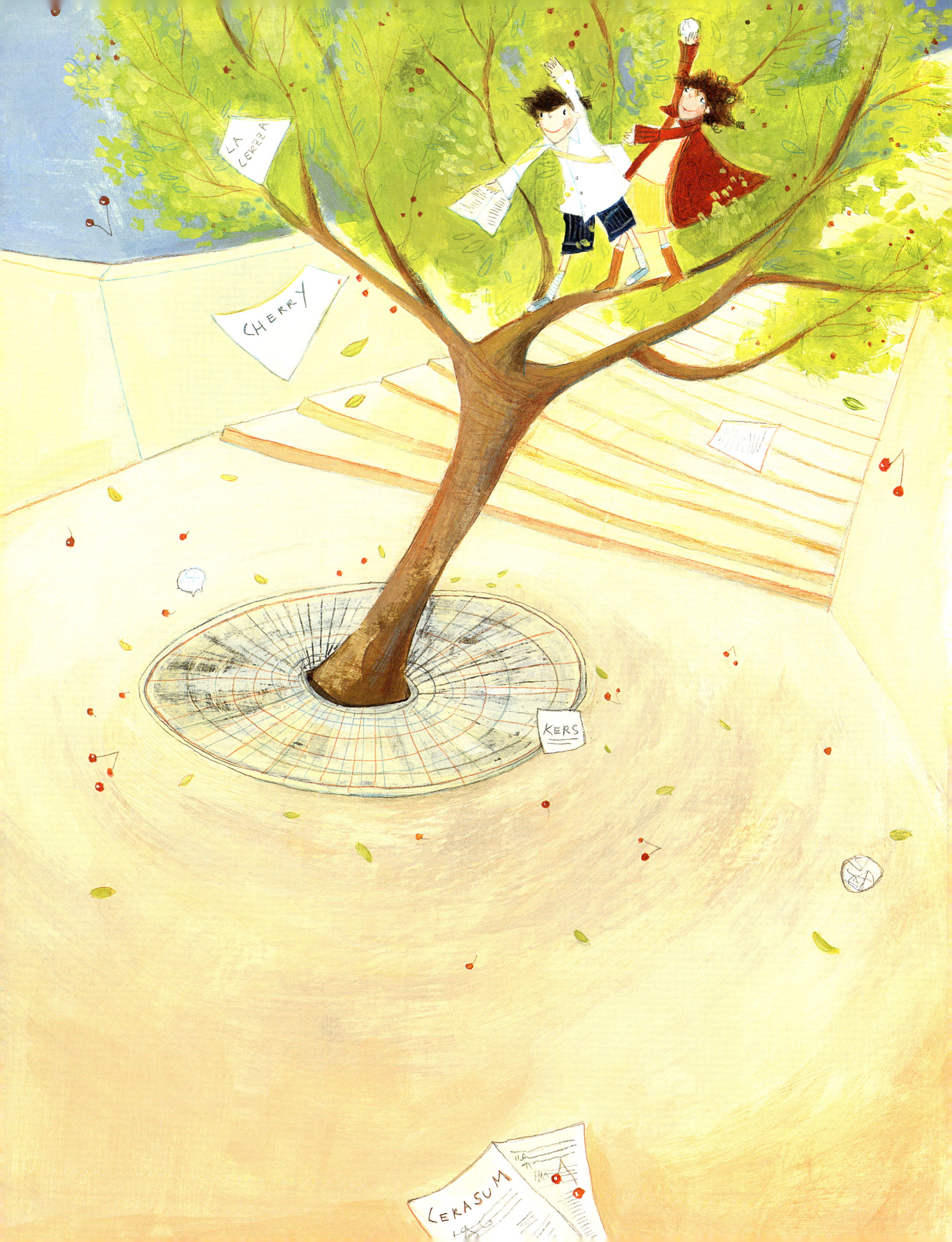
LA CEREZA
CHERRY
KERS
CERASUM

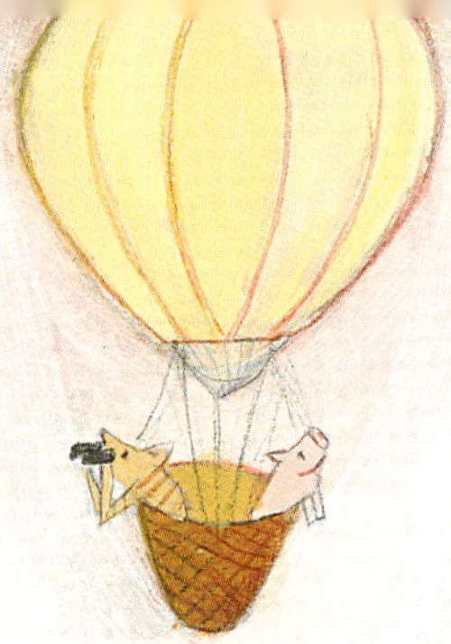

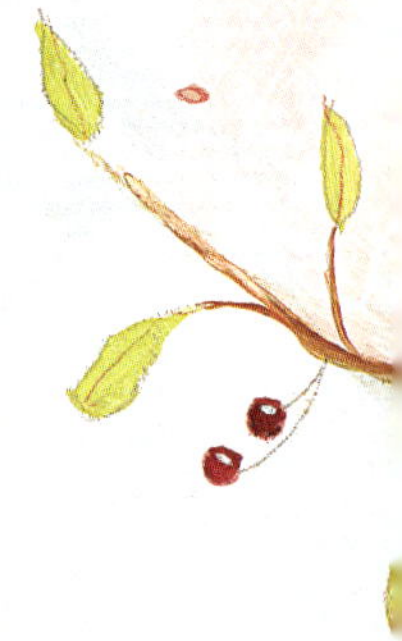

Von da ab war es unser Baum. Wir verbrachten lange Nachmittage auf unserem Lieblingsplatz, natürlich musste Kuno dabei sein. Manchmal redeten wir, manchmal schauten wir einfach in den Himmel und träumten.

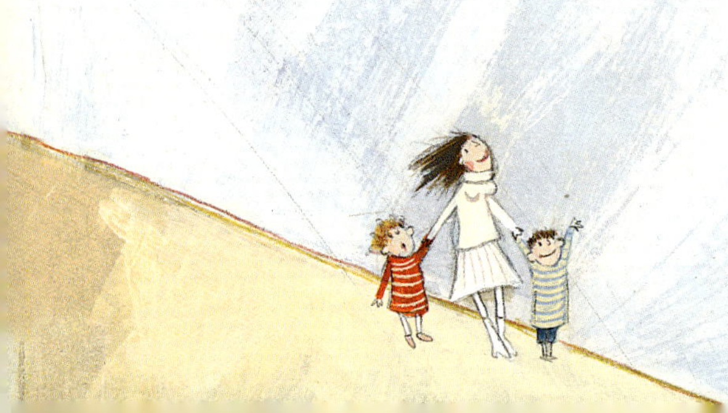

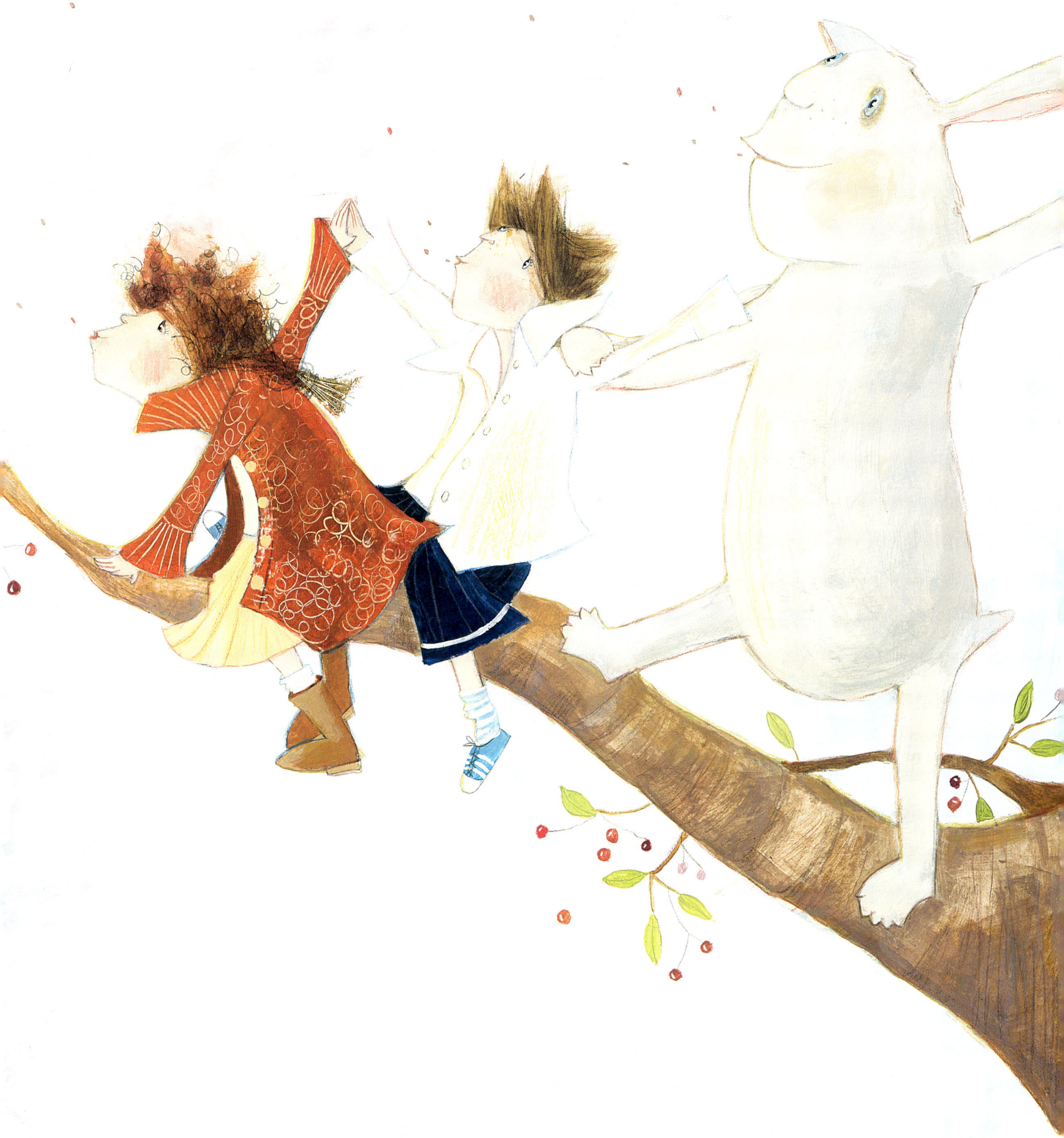

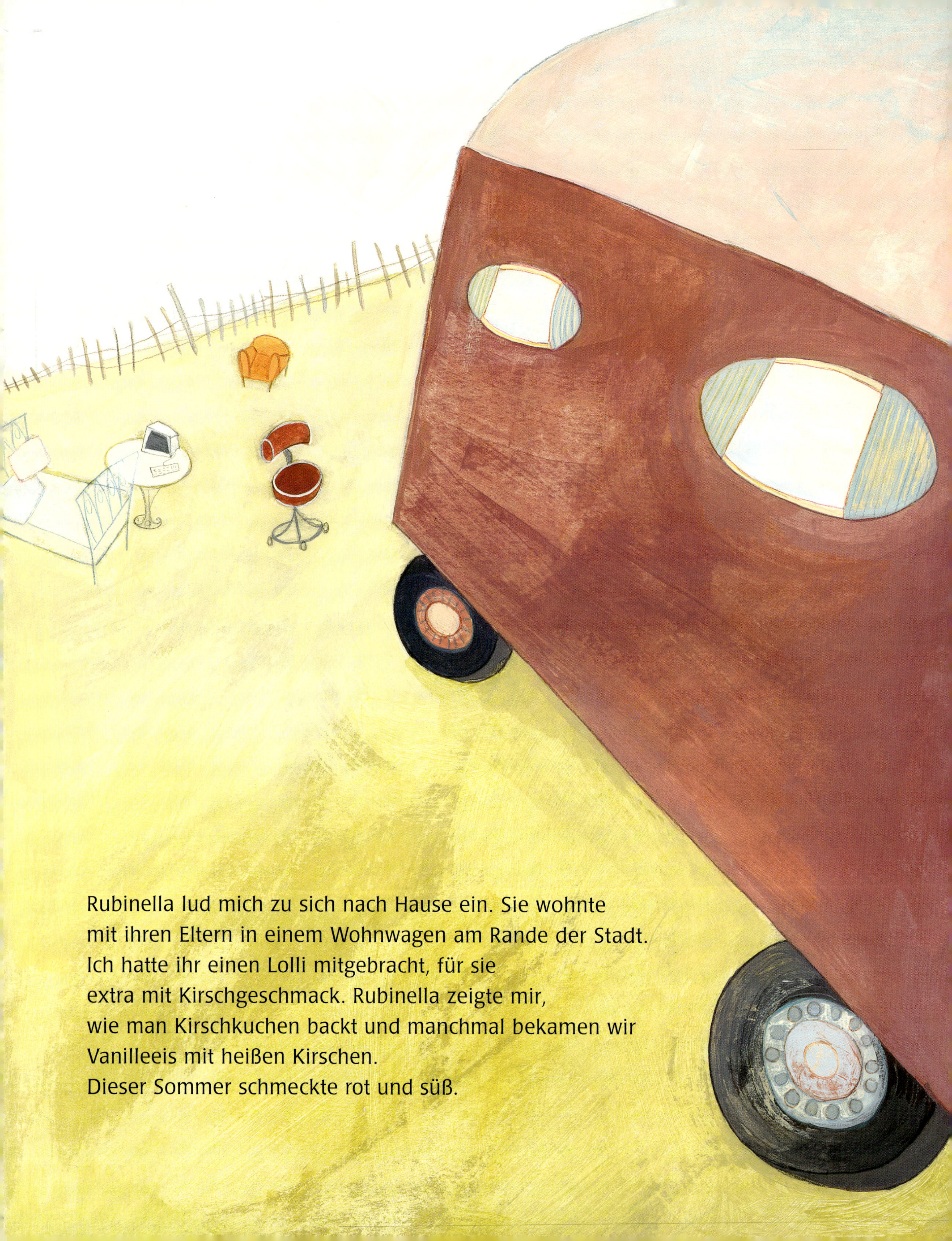

Rubinella lud mich zu sich nach Hause ein. Sie wohnte mit ihren Eltern in einem Wohnwagen am Rande der Stadt. Ich hatte ihr einen Lolli mitgebracht, für sie extra mit Kirschgeschmack. Rubinella zeigte mir, wie man Kirschkuchen backt und manchmal bekamen wir Vanilleeis mit heißen Kirschen.
Dieser Sommer schmeckte rot und süß.

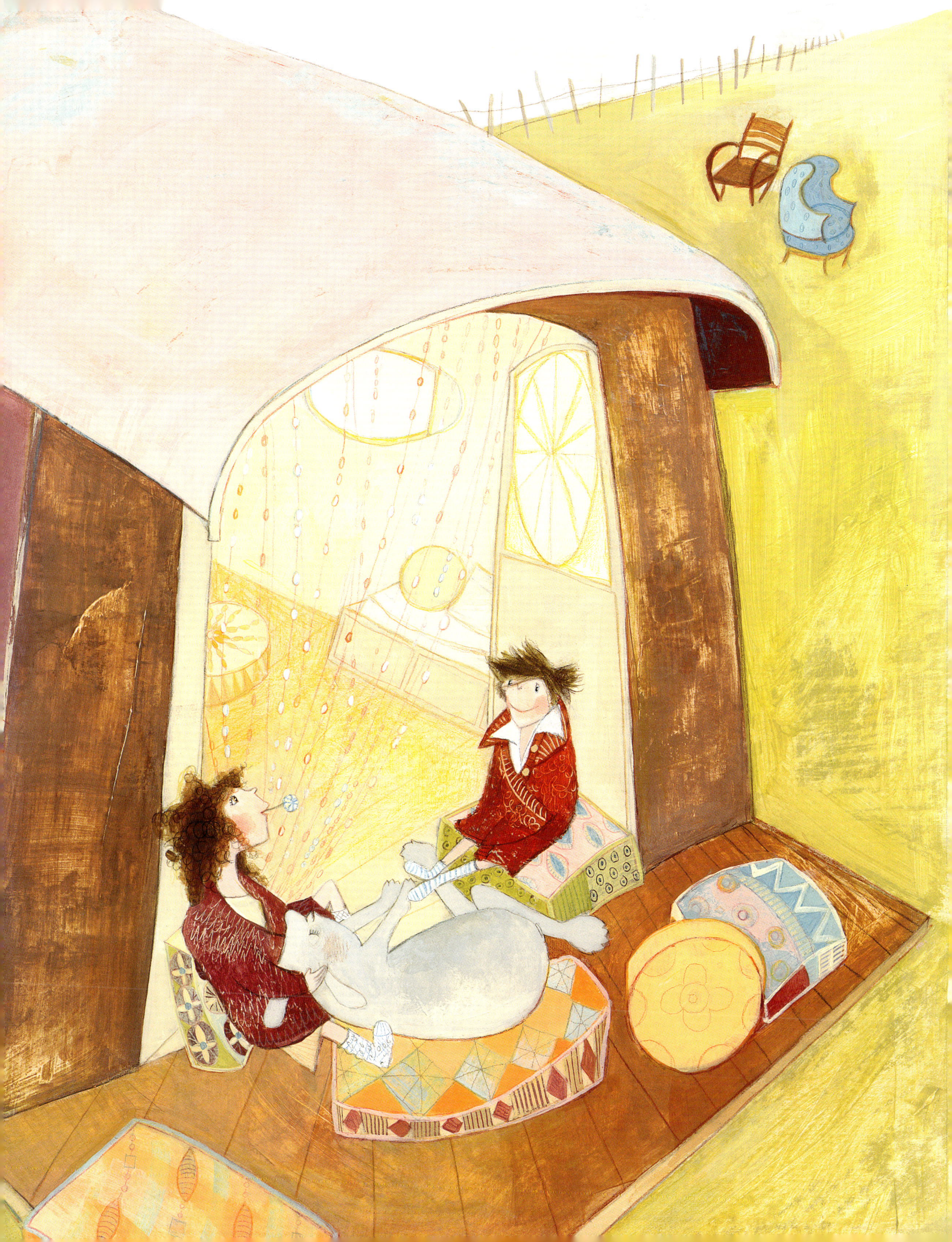

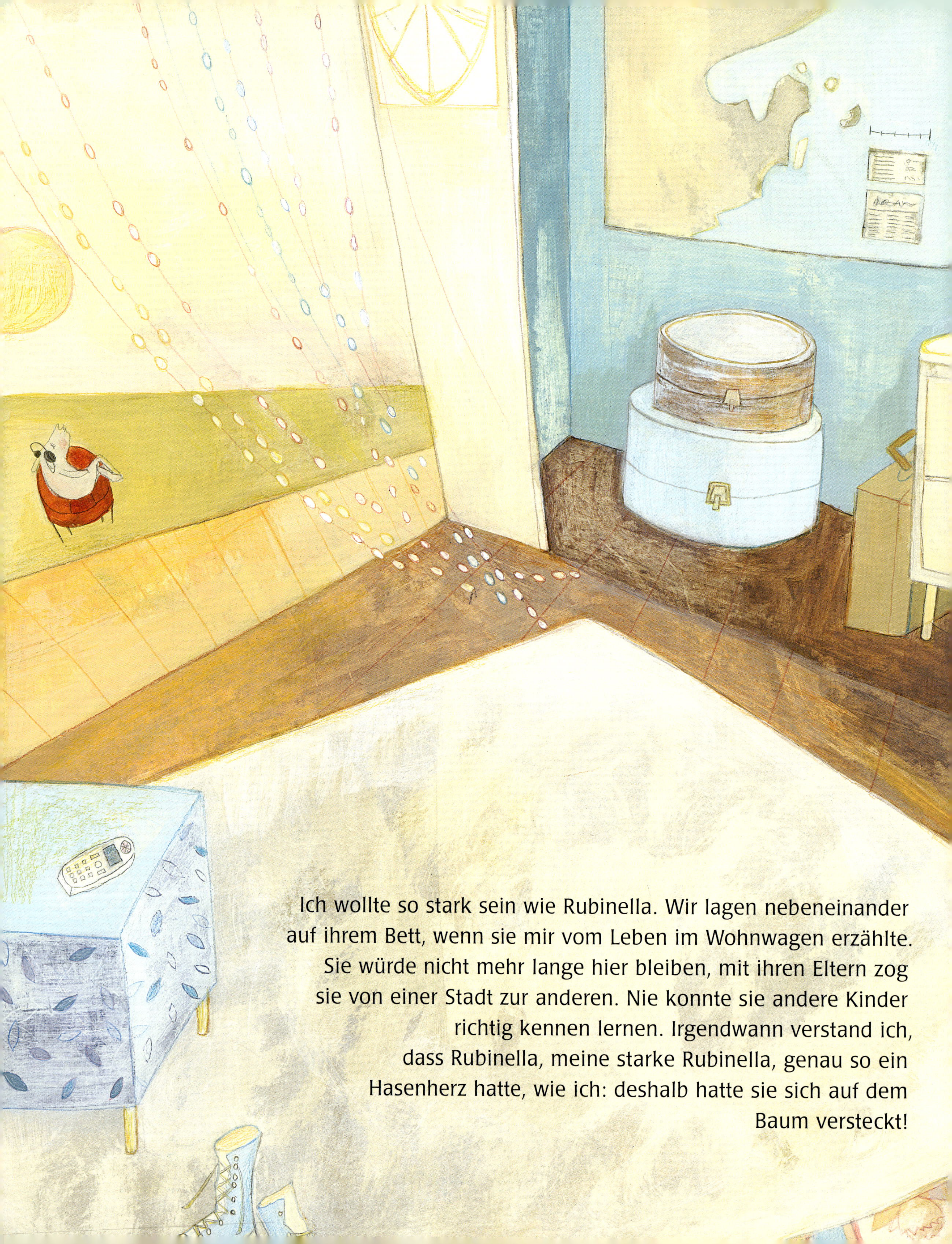

Ich wollte so stark sein wie Rubinella. Wir lagen nebeneinander auf ihrem Bett, wenn sie mir vom Leben im Wohnwagen erzählte. Sie würde nicht mehr lange hier bleiben, mit ihren Eltern zog sie von einer Stadt zur anderen. Nie konnte sie andere Kinder richtig kennen lernen. Irgendwann verstand ich, dass Rubinella, meine starke Rubinella, genau so ein Hasenherz hatte, wie ich: deshalb hatte sie sich auf dem Baum versteckt!

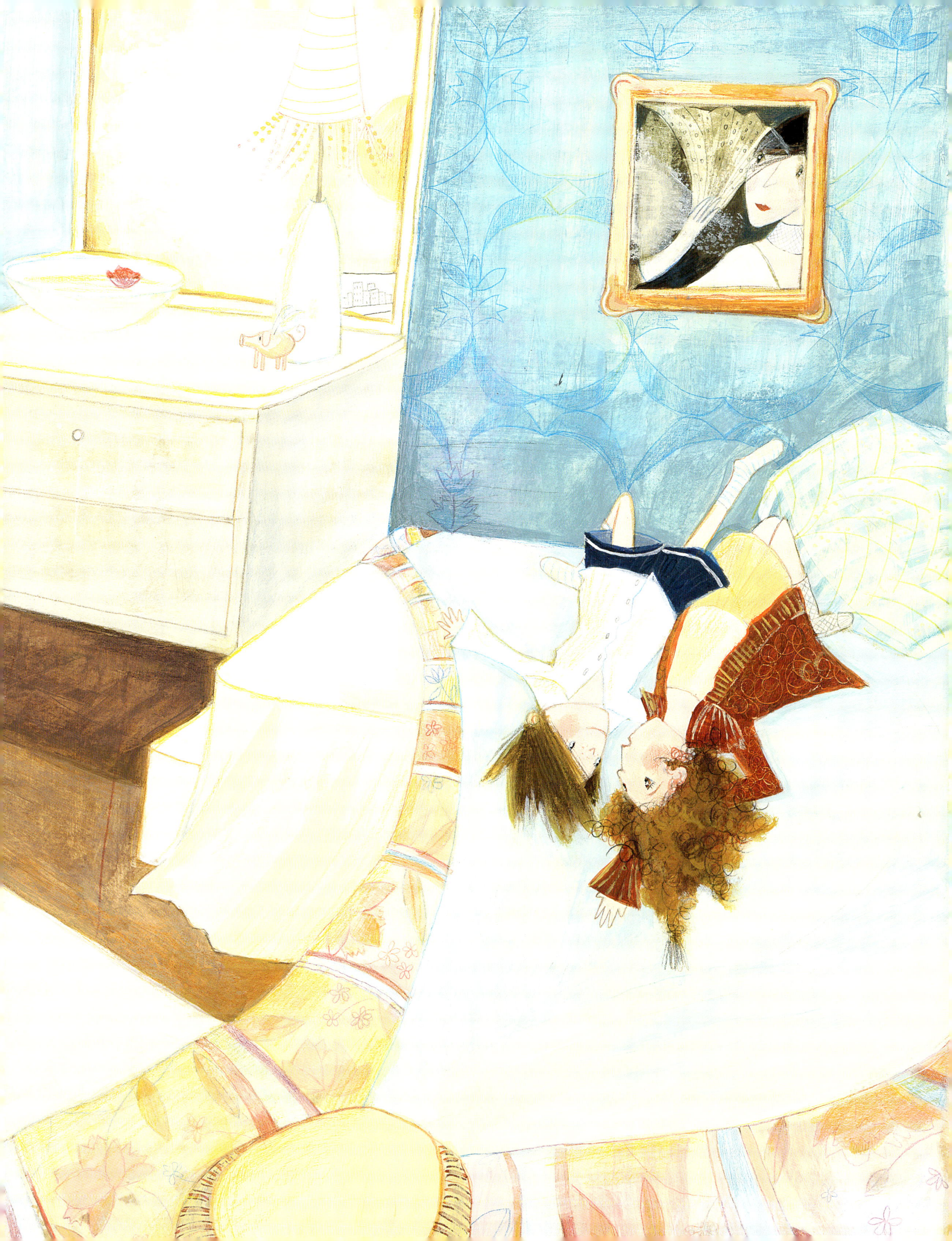

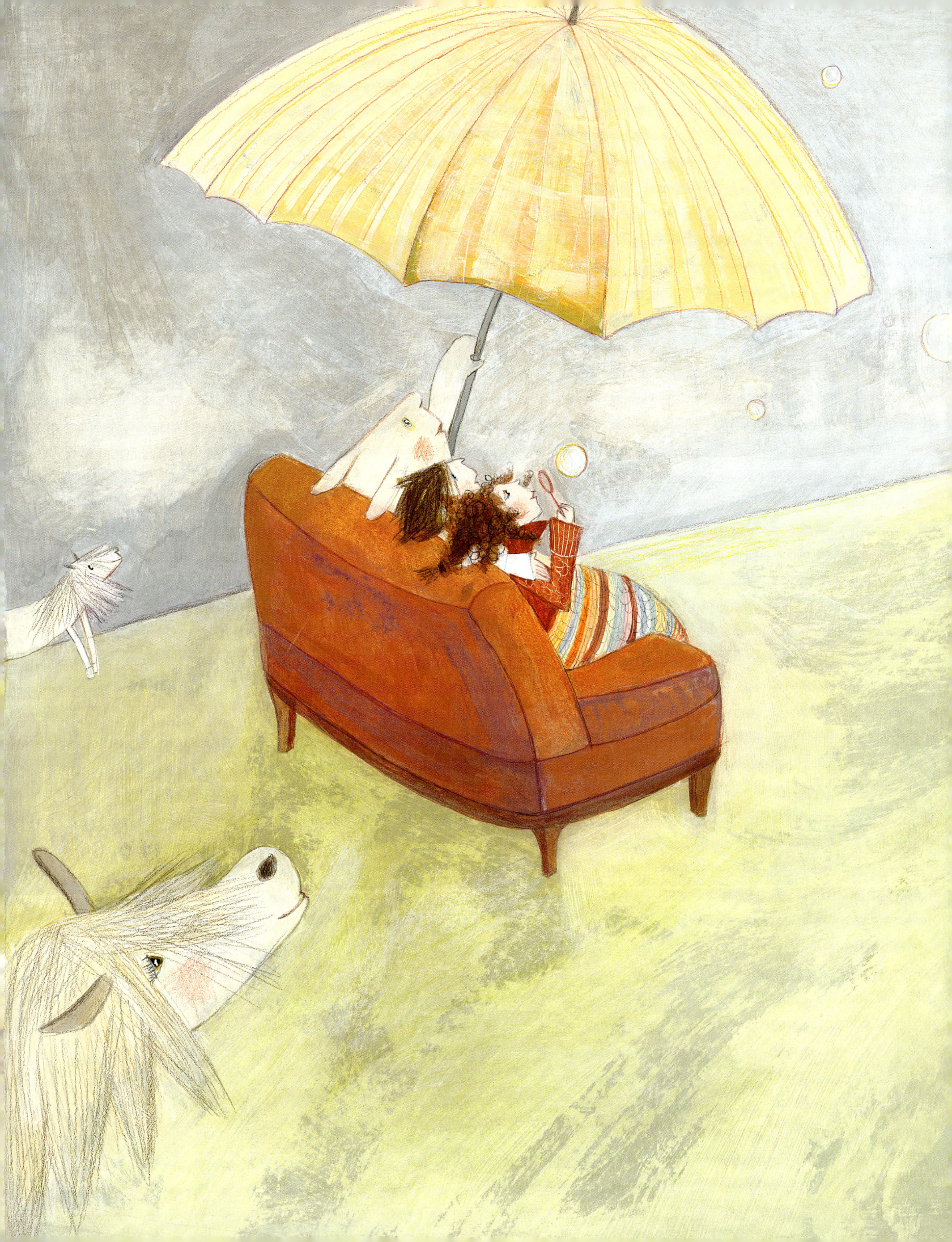

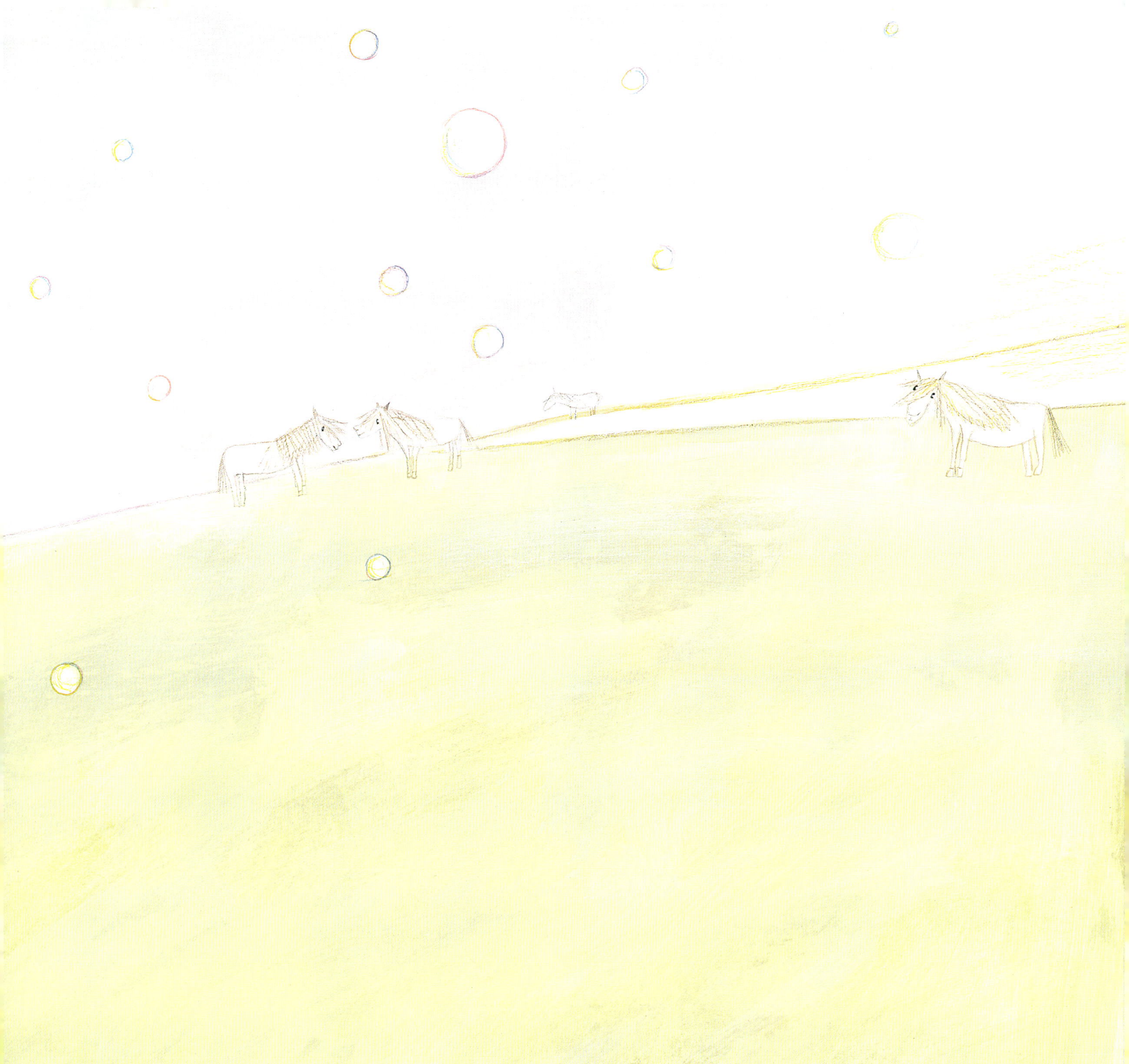

Langsam ging unser Kirschensommer zu Ende. Rubinella würde noch in dieser Woche mit ihren Eltern weiterziehen.
Wir saßen lange am Fluss und schauten unseren Seifenblasen nach.
„Ich werde dich vermissen“, sagte Rubinella, „dich, Kuno und unseren Baum.“
„Wir werden auch ohne einander mutig sein“, versprach ich ihr, „und vielleicht kommst du ja wieder, nächstes Jahr zur Kirschenzeit…?“

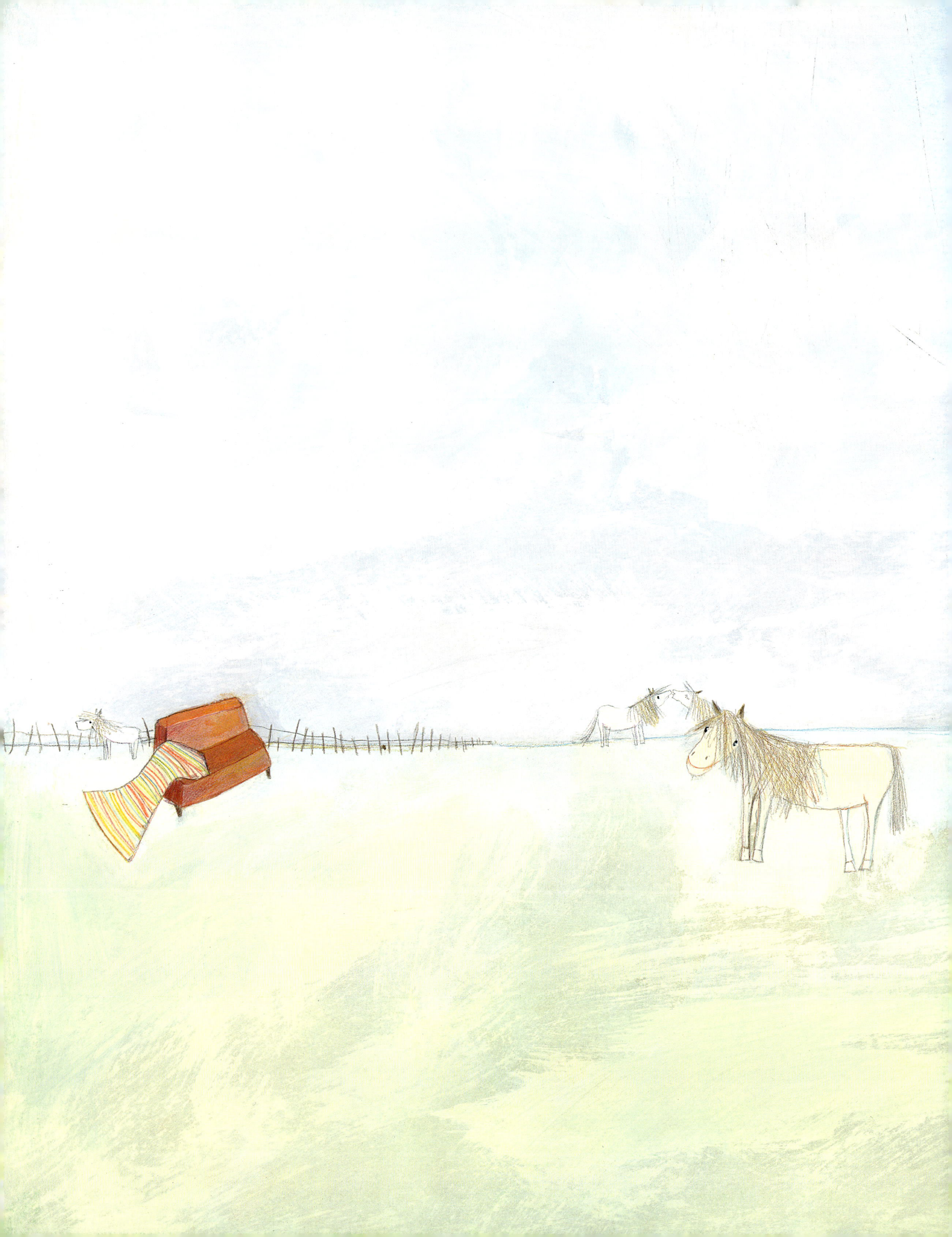